Christine Brunnsteiner • Brust heraus

Christine Brunnsteiner

Brust heraus

Das Tagebuch einer optimistischen Krebspatientin

:STYRIA

Die Deutsche Bibliothek – CIP-Einheitsaufnahme

Brunnsteiner, Christine:
Brust heraus : das Tagebuch einer optimistischen
Krebspatientin / Christine Brunnsteiner. –
Graz ; Wien ; Köln : Verl. Styria, 2001
ISBN 3-222-12853-7

2. Auflage 2001

www.verlagstyria.com

Redaktion: Elke Vujica
Layout und Umbruch: Helmut Lenhart, Graz
Umschlaggestaltung: Andrea Malek, Graz
Druck und Bindung: Druckerei Theiss GmbH, A-9400 Wolfsberg
ISBN 3-222-12853-7

Vorwort

Ich höre sie heute noch, die scharfe Stimme meiner Turnlehrerin, wenn ich keuchend an ihr vorbeilief: „Brust heraus, Brust heraus …“
Ich streckte meine Brust heraus, so gut ich konnte, dennoch entsprach meine Körperhaltung nie ihren Vorstellungen.

Als ich vor einigen Monaten im Krankenhaus eine elegante Schachtel mit meiner Brustprothese ausgehändigt bekam, fiel mir dieses „Brust heraus“ wieder ein. Als eine von etwa 1800 Frauen, die jährlich in Österreich an Brustkrebs erkranken, war mir mit einem Schlag klar, dass es nun einer ganz besonderen Haltung bedurfte, um die folgenden Wochen und Monate gut zu überstehen. Mein Optimismus und meine Lebenslust haben mich auch als Krebspatientin nie verlassen, und meine Seele ist heil geblieben.

So ist mir der aufrechte Gang in diesen Lebensabschnitt trotz aller physischen und psychischen Belastungen, die zuerst die unerwartete Konfrontation mit der Krankheit, dann die Operation und vor allem die Chemotherapie mit sich bringen, nicht schwer gefallen.

Von Anfang an spürte ich eine große innere Kraft, und ich wundere mich selbst über mich, aber ich kann ganz unpathetisch sagen: Ich habe mich vor dem, was mich erwartete, nie gefürchtet.

Dieses Tagebuch gibt meine Gedanken, Gefühle und Hoffnungen wieder. Es will Mut machen, sich von den Schwierigkeiten des Lebens nicht unterkriegen zu lassen. Gewinnen kann nur, wer nicht aufgibt und kämpft. Auch gegen Krebs.

Bevor das Tagebuch beginnt …

Ich bin ein sehr glücklicher Mensch.
Ich habe einen interessanten Beruf, meinen Lebenspartner Christian, mit dem ich seit mehr als 15 Jahren liebe, leide und lache, und meine zwei Söhne, Thomas und Jakob.
Obwohl Thomas seit einigen Monaten in Finnland lebt und arbeitet, hat sich an unserem innigen Verhältnis zueinander nichts geändert. Er und sein jüngerer Bruder spielen eine wesentliche Rolle in meinem Leben.
Was ich bin, habe ich aus eigener Kraft erreicht, das macht mich stark, sicher und unabhängig. Alles perfekt – bis auf eine Kleinigkeit.
Manchmal spüre ich einen Knoten in der linken Brust. Laut Mammographie ist es eine Zyste. Ich gehe regelmäßig zu Vorsorgeuntersuchungen und bin deshalb auch nicht in Panik, als der Arzt meinen Verdacht bestätigt, dass dieses Gewächs größer geworden ist.
„Dringend ist es nicht, aber wenn es Ihnen unangenehm ist, sollte man es entfernen."
Mit diesen Worten des Arztes im Ohr beschließe ich zunächst einmal das zu tun, worauf ich mich schon mein Leben lang freue: Theater zu spielen. Es ist April 2000.

Aber dann melde ich mich doch schon für Anfang Mai zur Operation an, denn auch wenn ich mir angeblich keine Sorgen machen muss, aus irgendeinem Grund möchte ich diese Zyste bald los sein …

Sonntag, 7. Mai, 21 Uhr

Zeit, um schlafen zu gehen. Morgen Vormittag werde ich operiert: Ein kleiner Schnitt – und die Zyste ist entfernt, sagen die Experten.
Gut so. Ich habe nicht vor, hier längere Zeit zu verbringen, obwohl die Atmosphäre für ein Krankenhaus sehr angenehm ist. Da es nicht voll belegt ist, bin ich allein im Zimmer, ein Umstand, der mir sehr entgegenkommt, denn ich bin mir selbst die liebste Gesellschaft.
Gerade vorhin habe ich dem Narkosearzt meine Krankengeschichte erzählt (eine kurze Geschichte, denn ich war nie ernstlich krank) und mir gedacht, wieso wird ein so schöner Mensch Narkosearzt?! Reine Verschwendung, wo er doch alle benebelt und man ihn nur für ein paar Minuten sieht. Das wär doch was für die weniger Attraktiven – aber um alles kann ich mich auch nicht kümmern.

Jetzt kümmere ich mich lieber um eine angenehme Nachtruhe, denn so wie es aussieht, werde ich längere Zeit nicht mehr wirklich gut schlafen. Außerdem brauche ich Kraft für morgen. Habe die Ehre!

Dienstag, 9. Mai, 6.30 Uhr

Was für ein strahlender Morgen. Die Häuser auf der gegenüberliegenden Seite sind schon in der Sonne. Alles ist frisch und klar, der Himmel, die Luft, sogar meine Wangen sind rosig. Ich stelle mich vor den Spiegel und schau mich genau an.
Was hat sich verändert? Gar nichts – und dennoch ist alles anders. Es hat sich auf eine heimtückische Art vieles verändert.
Schaut so eine Krebspatientin aus? So gesund?

Ich habe zwar ein Schläucherl in der linken Brust, aber kaum Schmerzen. Und ich habe nicht schlecht geschlafen. Trotz der Nachricht.
Als er zur Tür hereingekommen ist, habe ich es Professor Steindorfer schon angesehen. So etwas sieht man, oder man spürt es. Es ist Krebs. Der Knoten in der linken Brust war bösartig und – es ist nicht alles entfernt. Unter diesem großen weißen Pflaster, das meine Brust ganz glatt drückt, sitzt er noch – der für viele Unaussprechliche.
„Sie sind eine starke und gescheite Frau, wir verstehen unser Geschäft – gemeinsam werden wir das schaffen."
Er hat sich zu mir auf das Bett gesetzt und mich in den Arm genommen. „Sie können ruhig weinen, nichts zurückhalten – das ist ganz natürlich."
Mir war nicht wirklich nach Weinen. Ich habe mir nur gedacht: „Also doch." War wohl nichts mit der 95-prozentigen Sicherheit,

dass wir es mit einer harmlosen Zyste zu tun haben. Warum eigentlich waren alle so sicher und optimistisch?
Tatsache ist, dass man erst beim Schnellschnitt während der Operation gesehen hat, dass es sich um einen bösartigen Tumor handelt.
„Wir müssen noch einmal operieren, und vom genauen Gewebebefund wird es dann abhängen, ob wir die Brust erhalten können oder nicht."

Die Nachricht schmettert mich nicht nieder, und ich bin auch nicht verzweifelt. Ich habe viel mehr Angst davor, es meinen Lieben mitzuteilen. Selber kann man mit solchen Hiobsbotschaften leichter umgehen. Für die anderen wird es schwerer, fürchte ich.

Es ist eine Tatsache, dass ich mich sehr gesund, gut trainiert und fit fühle. Tatsache ist auch, dass ein Teil von mir Krebs hat. Und wenn ich Glück habe, ist es ein relativ kleiner Teil. Und er ist nicht extrem wichtig. Alles, was ich im Moment weiß, ist, dass ich ihn weghaben möchte.

Jetzt hat mir die Schwester eine Umhängetasche für meine Drainageflasche gebracht. Jute statt Plastik – entzückend.

Noch immer Dienstag, 16 Uhr

Ich sitze auf dem Balkon im Krankenhaus, es ist hochsommerlich heiß. Ich bin froh, dass ich meine Botschaft losgeworden bin.

Mein Christian war sehr tapfer, ich habe ihm den Schock wohl angesehen, aber da gab es kein Gejammer und keine Fragen nach dem Warum und Wieso, die uns ohnehin nicht weiterbringen.

Das ist sehr gut. Ich weiß, meine Lieben müssen alle tapferer sein als ich und haben große Angst. Ich wundere mich über mich selbst, denn ich habe keine. Weder vor einer neuerlichen Operation noch vor dem Krebs in meinem Körper.

Ich fühle mich irgendwie leer, als wäre ich an einem Nullpunkt angelangt, von dem aus man mit Klarheit und Ruhe ein großes Projekt beginnt. So muss man sich im Tal vor dem Mount Everest fühlen: man muss hinauf, ohne Wenn und Aber. Und ich will hinauf.

Professor Steindorfer war gerade da. Ich werde bereits morgen wieder operiert. Mit größter Wahrscheinlichkeit wird die Brust zur Gänze entfernt. Mir ist es auch lieber so (ja, „lieber" ist ein großes Wort in diesem Zusammenhang). Aber ich will das Risiko minimieren, und nur darum geht es.

Jetzt setze ich mich mit nacktem Oberkörper in die Nachmittagssonne. Mein Brustpflaster spielt keine Rolle mehr, denn einseitig wird die Bräune sowieso.

Wer würde mir das jetzt glauben – aber ich fühle mich gut, gelassen und wohl.
(Vielleicht auch nur, weil der Narkosearzt noch einmal kommen muss.)
Manchmal wundere ich mich über mich selber und frage mich, wann und ob der Katzenjammer kommt oder gar der totale Zusammenbruch.

Mittwoch, 10. Mai, 7.30 Uhr

Der Mai – der „Mozart des Kalenders" – zeigt sich von seiner schönsten Seite.
Meinem Fenster gegenüber stehen zwei Jugendstilhäuser. Alles sieht aus wie ein prächtiges Gemälde. Die Farben sind in der Früh am schönsten.
Ich habe tief geschlafen heute Nacht, nur das Schläucherl drückt manchmal. Wenn man gewohnt ist, auf der linken Seite zu schlafen, ist die Nacht recht mühsam. Ich spüre eine kleine Anspannung, wie vor einer Prüfung oder einen großen Livesendung.
Dabei kann ich gar nichts zum Gelingen der Übung beitragen. Mein Part beginnt erst danach. „Ich werde gut auf Sie aufpassen – das versprech ich Ihnen", hat der Doktor Narkose gesagt, und da war es mir zum ersten Mal zum Weinen. Weiß Gott, warum gerade in diesem Moment.
Vielleicht, weil mir bewusst geworden ist, dass ich mich den Ärzten anvertrauen und mich ganz in ihre Obhut begeben muss. Für jemanden, der gewohnt ist, alle Dinge möglichst selbst zu regeln und nicht sehr gerne delegiert, keine leichte Aufgabe. Vielleicht ist das die erste Lektion, die mich der Krebs lehrt – nämlich, dass ich mich Gegebenheiten fügen werde müssen. Mein Gott, und das mir!

Jetzt habe ich gerade die Wurstigkeitsspritze bekommen, und bevor sie wirkt, schreibe ich noch ein Testament. Nicht dass ich der ärztlichen Kunst misstraue, aber sicher ist sicher.

Donnerstag, 11. Mai, 12.30 Uhr

Die Schwester hat mir gerade Datum und Zeit gesagt. Den gestrigen Tag habe ich wohl verloren – verschlafen und dahingedämmert, aber mir war nie schlecht.
Herr Doktor Narkose hat also Wort gehalten und auf mich aufgepasst.

Heute ist der 11. Mai, heute hätte mein Opapa seinen Geburtstag gefeiert. Es ist sich knapp nicht mehr ausgegangen bis zum 96er.
Wer weiß, wieviel sich bei mir noch ausgeht. Vielleicht ist es auch gut, dass einem das keiner genau sagen kann.
Ich beschließe, dass wir der Großmami nichts von meinem Krebs sagen werden. Ich werde sie regelmäßig anrufen, und für die Abwesenheit in Radio und Fernsehen muss eben eine starke Grippe herhalten.

Professor Steindorfer war soeben da und hat mir erklärt, was man mit mir gemacht hat. Die linke Brust wurde zur Gänze entfernt. Sie war von einem seltenen, sehr aggressiven Krebs befallen. Es waren außer dem Tumor noch kleine Herde im Gewebe. Auch Lymphknoten wurden im Achselbereich entnommen.
Die genaue Gewebeuntersuchung wird nun die weitere Vorgangsweise ergeben (Chemo, Bestrahlung oder beides?).
Während er spricht, muss ich dauernd an ein Bild des von mir geliebten Malers Max Weiler denken: Blaue kleine Punkte auf

grauem und grünem Hintergrund – es heißt „Farbenbaum“, glaube ich.
Ich stelle sie mir blau vor, die kleinen Krebsherde. Natürlich blau, welche Farbe würde sonst zum Krebs passen?

Der Professor schaut mich fragend an. Ob ich psychologische Betreuung haben möchte? Das wäre selbstverständlich jederzeit möglich.
Ich weiß das. Schließlich haben wir in vielen Informationssendungen über Krebs auf die große Bedeutung eines professionellen psychologischen Beistandes nach Krebsoperationen hingewiesen. Gerade in den ersten Stunden nach dem aufklärenden Gespräch durch den Arzt bricht für viele Patienten eine Welt zusammen. Sie brauchen jemanden, der sie auffängt, und das können Außenstehende mit gezielter Ausbildung oft besser als die eigene Familie, die mit der Sorge um den Angehörigen selbst überfordert ist.
Dennoch – ich brauch das nicht.
Diese Stunden des Alleinseins sind mir jetzt keine Last, sondern eher angenehm – sie geben mir die Möglichkeit, unbeeinflußt und unsentimental all das Revue passieren zu lassen, was mit mir passiert ist. Und ich will klare Gedanken fassen, was meine Zukunft betrifft.
Ich fühle mich weder verloren noch deprimiert und bin auch nicht wirklich überrascht, dass es so gekommen ist – trotz aller

gegenteiligen Aussagen der Ärzte. Ich erinnere mich, nach der ersten Untersuchung in mein Tagebuch geschrieben zu haben: „... was ist, wenn ich ohne Brust und mit Krebs heimkomme? Ich muss mich mit dieser Möglichkeit vertraut machen." Gut, dass ich es getan habe, denn jetzt fühle ich mich ruhig und bin erleichtert, dass es vorbei ist.

Apropos vorbei – zum ersten Mal in meinem Leben wird eine Grenze spürbar. Der Horizont ist nicht mehr unendlich, und dennoch habe ich keine Angst vor dem Tod. Ich weiß, selbst im schlechtesten Fall hätte ich noch genug Zeit, um meine Dinge zu ordnen. Das ist ein sehr gutes Gefühl. Und auch, dass ich keine kleinen Kinder mehr zuhause habe. Meine Buben sind schon mehr als selbständig. Aber wie geht es da Frauen mit kleinen, unversorgten Kindern?

Meine Gelassenheit hat wohl auch damit zu tun, dass ich mein Leben schon bisher sehr schön und intensiv gelebt habe. Wäre es jetzt zu Ende, hätte ich 46 schöne und erfüllte Jahre gehabt. Natürlich hätte ich noch viel vor, würde gern noch viel von der Welt sehen, Theater spielen, arabisch lernen, den Studienabschluß von Jakob feiern und mich mit Thomas über eine gelungene literarische Karriere freuen.

Und Paris im Frühling, Altaussee im Sommer und die Toskana im Herbst – dazu brauche ich mindestens noch ein Jahr!

Aber man darf nicht undankbar sein. Und ich bin froh, dass ich auf Dinge, die mir wichtig waren, bis jetzt nicht verzichtet habe. Nur nichts aufschieben, nicht sich und die anderen dauernd auf morgen vertrösten. Wie man sieht, kann man sich des „morgen“ nicht sicher sein.

So, das reicht an Philosophie für den ersten Tag danach. Ich bin jetzt sehr müde und schalte den Fernseher ein. Sehr aparte Damen und Herren unterhalten sich in einer französischen Talkshow. Man muss ja nicht alles verstehen, manchmal genügt es, dass etwas schön anzuschauen ist. Wie meine Rosen, die blutroten, die mir mein Lieber gebracht hat. Die verstehe ich auch.

Freitag, 12. Mai, 7 Uhr

Habe heute Nacht schlecht geschlafen und wild geträumt. Ich habe mich selbst seziert und den Umstehenden genau erklärt, wie man das fachgerecht macht, um keine Muskeln und Sehnen zu beschädigen. Und kleine blaue Kugerln habe ich entfernt aus meinem Körper – so stellt sich das kleine Träumerlein wohl den Krebs vor.

Helma hat gerade angerufen. Sie ist meine beste Freundin und hält mir die Neugierigen vom Leib, und zwar perfekt. Bloß niemand, der mich anjammert, denn das brauche ich jetzt am wenigsten. Ich bin auch froh, dass ich noch immer allein im Zimmer bin. Man entwickelt einen ganz eigenen Rhythmus, und ich werde ohnehin von Tag zu Tag eigenbrötlerischer. Die Wunde spannt, tut aber nicht weh. Nur der Schlauch stört mich. Mein ganz persönlicher „Entsafter". Ich hoffe, ihn morgen loszuwerden, denn viel rinnt ohnehin nicht mehr heraus.

Vom Gefühl her ist mir heute etwas flau, denn meine Eltern kommen auf Besuch. Mutti hält es in Loipersdorf nicht mehr aus, sie will es sich nicht gut gehen lassen, während ich mit Krebs im Krankenhaus liege. Das ist zwar unlogisch, aber verständlich. Ich bin sicher, sie schläft keine Nacht mehr.

Freitag Nachmittag

Heute war großer Verbandstag. Meine Wunde ist sehr lang, schaut aber gut aus. Sauber genäht. Wir warten auf den Befund und dann auf eine Therapie und dann auf die Prothese. Mein neues Leben – ein einziges Warten.
Der Professor geht davon aus, dass ich mir die Brust wieder aufbauen lasse. Ich wollte heute noch nichts sagen, aber das kommt für mich absolut nicht in Frage. Ich brauche das nicht, um mich als ganze Frau zu fühlen, denn meine Weiblichkeit befand sich nicht in meiner linken Brust. Um weiblich zu sein, bedarf es wohl anderer Werte.
Wenn man allein ist und Zeit zum Nachdenken hat, so wie ich jetzt, kann man viele Dinge für sich ordnen und planen, mit denen die Umwelt sich erst auseinandersetzen muss. Das ist ein Vorteil für mich, und den nütze ich. Ich weiß, dass ich es schaffen werde, und das genügt im Moment.

Meine Eltern, liebevoll und verzweifelt. Ich habe versucht, sie zu trösten, so gut es geht (die Welt ist verkehrt), aber so ganz ist es mir wohl nicht gelungen. Wenn du schlecht ausschaust, sind sie verzweifelt, wenn du gut ausschaust, auch. Denn dann glaubt es wieder niemand. Ja mei, was soll i fei macha?

SAMSTAG, 13. MAI, 9 UHR

Mir ist heute Nacht etwas klar geworden: nämlich, dass ich meinen Busen nie richtig leiden konnte. Schon als junges Mädchen war ich neidisch auf meine Freundin, die einen schönen großen Busen hatte. Deswegen ist wohl die Verzweiflung darüber, eine Brust verloren zu haben, nicht wirklich groß. Gestillt habe ich übrigens auch nicht gern. Mit dem säugenden Muttertier hatte ich es nie so recht. Natürlich, wenn man seine Stärke im Dekolleté hat, schaut die Sache schon anders aus. Für mich wäre es viel schlimmer, nicht laufen zu können. Da müsste ich mich vollkommen neu orientieren. Eine Brust weniger bedarf keiner großen Lebensumstellung. Da geht es eigentlich nur um die Unterwäsche, die alten BHs fliegen eben raus.

Das Schönste am heutigen Tag: Ich bin mein Schläucherl losgeworden und habe damit wieder ein Stück Freiheit gewonnen.

Meine Buben sind großartig. Es ist so lustig mit ihnen. Sie können mit meiner Krankheit ganz gut umgehen. Tom hat mir ein verfrühtes Muttertagssonett geschickt. Der Kernsatz daraus:
„… es ist wohl heut des Mutterl Tag, das Tutterl krank darniederlag." Jakob und ich haben Tränen gelacht.

So, jetzt kommt die Bandagistin mit der Prothese (mit meiner, nicht mit ihrer, haha). Man wird sehen, wie mir das passt, aber schließlich gibt es im Leben für jede ein passendes Stück, auch bei den Prothesen.

Samstag Abend

Man serviert die Brustprothese in einem feinen Schachterl, das sachertortenwürdig wäre.
Greift sich komisch an, das Zeug. Viel schwerer, als ich es mir vorgestellt habe. Aber umgeschnallt ergibt es gar kein schlechtes Gefühl. Der dazupassende BH sieht fast sexy aus. Helma war da und hat mir beim Aussuchen geholfen. Schön ist das, wenn wir Zeit füreinander haben, sie tut mir sehr gut, und wir lachen viel.

Gerade hat mich Wolfgang Fank angerufen. Wolfgang ist Priester in der Oststeiermark. Ich kenne ihn seit meinen frühesten ORF-Tagen, und die Nachricht, dass er an Krebs erkrankt ist, hat mich im vorigen Jahr wie ein Schlag getroffen.
Er scheint wieder gesund zu sein, sieht strahlend aus und denkt nur mehr ans Radfahren. „Das Leben kriegt eine neue Dimension", hat er gemeint. Wird wohl so sein. Ich freue mich auf seinen Besuch. Er ist ein wunderbarer Mensch, lieb und gescheit. Ein seltenes Exemplar der Sorte Mann also.

Meiner Bekannten, Schwester Leontine, geht es dagegen schlecht. Der Krebs hat von ihrem ganzen Körper Besitz ergriffen und läßt ihr nicht mehr viel Zeit. Gestern hat sie mir einen Segensspruch schicken lassen, den ich mir merken möchte.
„Möge Dein Weg Dir stets entgegenkommen, der Wind Dir stets im Rücken sein, möge die Sonne Dein Gesicht erwärmen, der

Regen sanft auf Deine Felder fallen und – bis wir uns wiedersehen, halte Gott Dich an seiner Hand.“
Jemanden segnen ist etwas Schönes. Vielleicht werde ich mir das angewöhnen, so wie es meine Großmami immer gemacht hat. Mir kommt vor, ich werde alt, jaja.

Sonntag, 14. Mai – Muttertag, 7 Uhr

Heute ist also der große Ehrentag für das Mütterlein. „Von der Wiege bis zur Bahre hast du uns, du Wunderbare, alle Zeit ins Herz geschlossen, als wären wir Parteigenossen.“ Dieses war der erste Vers eines Muttertagsgedichtes von Thomas vor einigen Jahren.

Und eine Bärentasche haben sie mir damals auch gebastelt. Ich liebe sie, meine zwei Schatzerln.

Heute ist wieder ein Tag wie im Bilderbuch, und ich lerne die Vorteile meines Zustandes kennen. Muttertag im Krankenhaus heißt, Mutter darf liegen, so lange sie will, muss nicht ausflügeln und auch nicht viel essen. Sie nimmt gnädig Geschenke entgegen und lässt alle Fünfe grade sein.

Montag, 15. Mai, abends

Das war gestern ein schöner Tag. Jakob hat mir „Die ganze Frau“ von Germaine Greer geschenkt. Lebenswichtiges Buch für jede Feministin. Ich habe schon angefangen zu lesen und bin begeistert. Solche Muttertagsgeschenke lobe ich mir.

Die letzte Nacht war nicht besonders gut. Ich drehe mich automatisch auf die linke Seite, und das schmerzt. Und wenn dann noch das Kreuz wehtut, kriegt das Mädchen die Krise.
Aber sobald ich in der Früh aufstehe, geht's wieder. Ich habe am Vormittag einen kleinen Spaziergang mit einer lieben alten Bekannten aus dem Funkhaus gemacht. Wir haben die alten ORF-Zeiten aufleben lassen und uns gewundert, was sich alles gewandelt hat.

Seit meine Wunde nicht mehr drainagiert wird, muss jeden Tag punktiert werden, was Farbe in meinen Krankenhausalltag bringt – nämlich orange-rote.
Zirka 50 Milligramm sprudelnder Saft werden mit einer Elefantennadel unterhalb meiner Wunde abgezapft, in der Art wie Bierfasslanschlagen, nur nicht so lustig.
Das wird noch einige Zeit so gehen, verspricht der Professor. Da bin ich aber froh.

Im Nebenzimmer ist ein Herr eingezogen, der offenbar sehr kontaktfreudig, aber nicht mein Typ ist. Er hat mir die Leiden mit seinem linken Daumen dramatisch geschildert und auf die Frage, was mir fehlt, habe ich gesagt: „Eine Kleinigkeit." Stimmt ja auch, mein Busen war nicht groß.

Dienstag, 16. Mai

Ich habe gerade zu Mittag gegessen und schmerzlich ein Bierchen vermisst. Wasser und Tee gibt es in Hülle und Fülle, aber was nützt mich das, würde Karl Valentin sagen. Abgesehen davon hätte ich mir nach der heutigen Punktion wirklich etwas Feines verdient.

Mein Professor hat angedeutet, dass ich mich auf eine Chemotherapie vorbereiten muss. Ich habe mich ohnehin schon mit diesem Gedanken vertraut gemacht. Aber was heißt denn „vorbereiten"? Kann man sich vorstellen, wie mies man sich dann fühlt? Ich glaube, erst wenn man es an sich selber spürt, weiß man es. So wie bei der Liebe, nur auf der anderen Seite der Gefühlsskala.

Nachdem das Wetter noch immer so penetrant schön ist, gehe ich jetzt in den Park zu meiner neuen Bekannten. Sie ist 84 Jahre alt, hat den Geist und die Figur eines jungen Mädchens, heißt Frau Müller und hat mich bezaubert.

Etwas später ...

Eine atemlose Schwester hat mich im Garten aufgestöbert und mich vor sich her ins Zimmer gejagt. Der Herr Professor kommt noch einmal. Und er macht aus dem 16. Mai prompt einen Glückstag. Die Befunde haben ergeben, dass die Lymphknoten nicht befallen sind.

Ich sitze auf meinem Bett, und ein Strom von Glückstränen rinnt mir übers Gesicht. Durch die Erleichterung löst sich eine Spannung, die mir gar nicht bewusst war. Das bedeutet, dass ich vielleicht doch wieder ganz gesund werde.

Wie hat mein Thomas geschrieben: „... Mutter kann durch nichts zersetzt werden.“

So schaut’s aus.

Mittwoch, 17. Mai, 9 Uhr

Die Lymphknoten sind nicht befallen. Diese Frohbotschaft habe ich gestern mit Genuss durch das ganze Land telefoniert. Wie schön ist das Leben, wenn man bescheiden geworden ist. Jetzt freue ich mich schon auf daheim, wahrscheinlich werde ich morgen, spätestens übermorgen entlassen. Wann die Chemotherapie beginnt, steht noch nicht fest.

Gerade hat mich meine Schwester besucht und mir als Glücksbringer ihren alten Bären mitgebracht. Der gute „Murli" hat in fast vierzig Jahren schon einiges mitgemacht, und es gibt ihn immer noch – ein gutes Omen.

Ich habe heute Nacht versucht, mir vorzustellen, was im Funkhaus über mich und meine Krankheit geredet wird. Ich weiß schon, die Konfrontation mit einer schweren Krankheit wirft nicht nur bei den Betroffenen viele Fragen auf. Die Verunsicherung erreicht auch meine Umgebung, und sicher fragt man sich: Wie wäre ich selbst vorbereitet auf Krebs? Habe ich mein Leben bisher so gelebt, dass ich ohne Verzweiflung abtreten könnte?
Plötzlich wird einem bewusst, dass man nicht mehr unendlich viel Zeit hat.
Dass mir diese Tatsache nicht mehr Angst macht, ist für die meisten unverständlich. Und ehrlich gesagt, ärgere ich mich manchmal, wenn ich diese Zweifel spüre. Wozu sollte ich

jemandem etwas vorspielen? Am Ende würde ich mich doch nur selbst betrügen. Sollen sie doch alle froh sein, dass ich so ein fröhliches Kerlchen bin.

Und hübsch schaue ich heute aus. Das muss auch einmal gesagt werden.

Donnerstag, 18. Mai, 10 Uhr

Gestern Abend war genaue Information über die bevorstehende Chemotherapie. Sie wird ein halbes Jahr dauern und wird zur Sicherheit gemacht. Das heißt, dass man davon ausgeht, dass es keine Metastasen im Körper gibt, die Ärzte aber kein Risiko eingehen wollen.
Ende Mai wird mit der Behandlung begonnen, und sollten keine großen Verzögerungen durch gesundheitliche Probleme auftreten, werde ich Ende Oktober damit fertig sein. Ein halbes Jahr lang Übelkeit ist außerhalb meiner Vorstellung. Mir war in 46 Jahren sicher nicht öfter als zehnmal schlecht, und das nach Schnäpsen oder während einer Schwangerschaft. Da werde ich es wohl sechs Monate lang mit dem alten Ambros halten müssen: „... Wem's heit net schlecht is, des kau ka Guata sein."

„Sie sollten sich jetzt die Frage stellen, was in Ihrem Leben bisher nicht in Ordnung war, was Sie zu sehr belastet oder gekränkt hat. Das müssen Sie ändern, um gesund zu werden." Der „Chemo-Info-Doktor" leiert das herunter wie den Beipacktext eines Medikamentes. Das war jetzt wohl die psychologische Seite der Information.
Abgesehen davon, dass mir nichts einfiele, was an meinem Leben bisher nicht in Ordnung gewesen sein könnte, halte ich es auch für keine besonders gute Idee, die Frisch-Operierten auf diese Art mit möglichen Unzulänglichkeiten ihres bisherigen Lebens zu konfrontieren. Unter dem Motto: Vielleicht ist doch

die Schwiegermutter oder der Chef oder der Ehemann schuld am Krebs – und jetzt geh heim und ändere es.
Nicht, dass Nachdenken über die jeweilige Lebenssituation unwichtig wäre, aber alles zu seiner Zeit, denke ich. Und eine Woche nach der Operation scheint es mir die falsche Zeit zu sein.

So, jetzt pack ich mein Binkerl, melde mich ab und fahre mit Jakob in die Freiheit. Das heißt, zuerst einmal zum Italiener.

Montag, 22. Mai, 10 Uhr

Ich bin seit vier Tagen zuhause und fühle mich ganz gut. Die linke Seite spannt zwar, und ich muss vorsichtig beim Heben sein, aber auch daran gewöhnt man sich, so wie ich inzwischen gelernt habe, auf dem Rücken liegend zwei bis drei Stunden durchzuschlafen.
Wirklich unangenehm ist nur, dass ich dreimal pro Woche in die Klinik zum Punktieren bestellt bin. Ich muss um etwa 7.30 Uhr in der Früh in der Ambulanz sein und stelle mich dann mit einigen Frauen an, um schmerzhaft Wundflüssigkeit loszuwerden. Es sammelt sich zwar schon weniger, und der Professor ist durchaus zufrieden und meint, das sei alles ganz normal so. Aber die Vorstellung, dass es mindestens noch zwei Wochen dauert, ist mir nicht gerade angenehm.
Ich hasse diese Nadel, obwohl sie mir manchmal erstaunlich wenig Schmerzen zufügt, dann nämlich, wenn ein Bereich punktiert wird, der sich noch „tot" anfühlt.
Doch langsam kommt das Gefühl zurück, und die Nerven übernehmen ihre Arbeit wieder.

Wenn ich zum Punktieren muss, stört es mich schon manchmal, ein bekanntes Gesicht zu haben. „Schau, die Frau Brunnsteiner! Wo werden denn Sie punktiert? Sind Sie krank, Sie schauen gar nicht so aus!"
Das ist nicht sehr angenehm, denn schließlich will ich meine Geschichte ja nicht jedem erzählen.

Am Wochenende war es schon wieder wie üblich. Ich habe am Samstag auf dem Kaiser-Josef-Platz eingekauft, meine Lieben bekocht und sogar ein wenig Hausarbeit gemacht. Obwohl meine Männer geschimpft haben und es auch wirklich nicht unbedingt notwendig gewesen wäre.
Aber für mich ist es wichtig, und ich nehme mir auch vor, in Zukunft all das zu tun, was mir leicht fällt. Man darf sich nicht gehen lassen – weder körperlich noch geistig.

In puncto Disziplin habe ich ein gutes Vorbild: Ich sehe fast täglich einen alten Mann, der ganz langsam Schritt für Schritt vor meinem Haus seine Runde macht. Jede Bewegung scheint ihm Mühe und Schmerzen zu bereiten – aber er geht. Wenn ich ihn grüße, lächelt er freundlich, und ich stelle mir immer vor, was für ein schöner Mann er vor 50 oder 60 Jahren gewesen sein muss. Ihn zu beobachten, rührt mich jedesmal auf ganz besondere Weise, und er ist mir – ohne es jemals zu erfahren – ein Vorbild an Konsequenz, Disziplin und Selbstüberwindung.

Mittwoch, 24. Mai

Ich habe heute meinen Nachlass geregelt, so nennt man das wohl.
Mein Bankberater hat mir ausgerechnet, dass meine Kinder im Fall meines Todes durch den Verkauf meiner Wohnung soweit versorgt wären, dass sie bis zu ihrer finanziellen Unabhängigkeit über die Runden kämen.
Das beruhigt mich ungemein. Wenn man diese Sorge los ist, kann man dem Leben (und möglichem Ableben) gelassener entgegentreten. Ich mache mir keine Illusionen. Nach Auskunft der Ärzte ist die Chemotherapie zwar reine Prophylaxe, aber keiner weiß genau, ob sich nicht doch Heckenschützen in meinem Körper verbergen, die vom Chemogift nicht zerstört werden können. Ob ich wieder gesund werde, steht erst in einigen Jahren fest – die absolute Sicherheit gibt es aber auch dann nicht.

Nächste Woche beginnt die Therapie. Professor Samonigg hat mich für den 30. Mai vorgemerkt. Erst wird es ein ausführliches Gespräch und dann die erste Infusion geben. Danach heißt es, 14 Tage lang Tabletten einnehmen. Nach sieben Tagen gibt es eine genaue Blutuntersuchung und wieder eine Infusion. Dass diese Therapie ambulant möglich ist, kommt mir sehr entgegen. Alles, was nicht im Krankenhaus passieren muss, ich schon moralisch ein Gewinn.

Sechs 14-Tage-Blöcke werden notwendig sein, dazwischen gibt es jeweils zweiwöchige Erholungspausen.
Heute in sieben Monaten kommt das Christkind, und dann ist alles schon vorbei – (alles hoffentlich nicht) ...

Montag, 29. Mai, 16 Uhr

Von den Haaren erzählt man mir die tollsten Geschichten.
Dass sie nach dem dritten Chemoblock ausgehen, und zwar büschelweise, sagen die einen. Dass sie erst ganz am Schluss ausgehen, indem sie immer dünner werden, sagen die anderen.
Und dass sie umso dichter nachwachsen – sagen alle. Grau, weiß – ganz kraus, borstig wie Igelhaare, ich kann es mir aussuchen.
Aber das ist wahrlich meine geringste Sorge. Wenn jemand psychisch zusammenbricht, weil ihm die Haare ausgehen (noch dazu, wenn man weiß, dass sie sicher wieder nachwachsen), ist das für mich ein Signal, dass in diesem Leben einiges nicht in Ordnung ist und es oft nur darum geht, einem Bild zu entsprechen, das die Umwelt geschaffen hat. Nur nicht aus dem Rahmen fallen, nur nicht „anders" sein. Äußerlichkeiten als Ausdruck des „Dazugehörens". Und eine Krankheit sollte natürlich auch keiner bemerken. Krankheit, besonders Krebs, ist immer noch schlecht für das Image, ja sogar berufsschädigend.

Ich erinnere mich sehr gut an eine „Treffpunkt"-Sendung, in der es um Krebskranke ging. Eine Dame erzählte, dass sie es nicht gewagt hatte, an ihrem Arbeitsplatz über ihre Krankheit zu reden. Einerseits weil sie Angst hatte, aufgrund ihres angegriffenen Gesundheitszustandes entlassen zu werden, andererseits befürchtete sie, von ihren Kollegen geschnitten zu werden.

Wenn man so etwas hört, weiß man, wie wichtig Aufklärung ist. Wenn ich das alles gut überstehe, mache ich meine Krankheit öffentlich, das nehme ich mir fest vor. Vielleicht hilft das einigen Betroffenen, die nicht nur krank sind, sondern sich dadurch auch „aussätzig“ fühlen. Für solche Menschen sind Selbsthilfegruppen sicher ein Segen. Traurig, dass unsere sozialen Kontakte offenbar so unterentwickelt sind, dass diese Hilfe im Familienverband nicht mehr selbstverständlich ist.
Mir geht es da besser. Ich war meinem Schicksal nie böse, und statt der Frage „warum ich?“, habe ich mir von Anfang an gedacht, „warum ich nicht?“. Eben.

Feiertag, 1. Juni

Ich bin bereits vom Laufen zurück und fühle mich sehr gut. Es geht langsamer als vorher, und die Wunde spüre ich schon, aber das ist alles nichts gegen das fantastische Gefühl, wieder „auf Trab zu sein". Sobald ich laufe, läuft es wieder, ich wusste es.

Morgen muss ich noch einmal zum Punktieren, danach gehe ich arbeiten. Ich bin schon neugierig, wie meine Kollegen auf mich reagieren.
Die Chemotabletten spüre ich so gut wie gar nicht, das Medikament gegen die Übelkeit habe ich noch nie gebraucht. Und auch, wenn ich weiß, dass das ganz anders werden kann, jetzt geht es mir gut, und jeder gute Tag zählt.

Am Wochenende fahre ich nach Aussee und moderiere das Narzissenfest. Ich freue mich schon sehr.

Montag, 5. Juni, 15 Uhr

Müde und zufrieden bin ich nach diesem Aussee-Wochenende zurückgekehrt. Es war wie immer schön, wir haben seit Jahren perfektes „Narzissenfest-Wetter", und auch diesmal ist der Regen pünktlich erst nach Ende der Sendung gekommen. Es musste eine Voraufzeichnung am See gemacht werden, dadurch habe ich mir das lange Stehen beim Autokorso erspart, was mir sehr recht war. Nur mein Bootsführer wollte nicht einsehen, dass ich das Plättenrudern jetzt nicht erlernen kann. Sollte ich ihm sagen, dass ich eine zwanzig Zentimeter lange Narbe statt der linken Brust habe, die bei jeder Bewegung spannt und weh tut?
Das wollte ich nun auch wieder nicht, und so habe ich ihm gesagt, dass ich zu dumm bin, um das zu erlernen. Einem derartigen Eingeständnis des Unvermögens können die Ausseer jederzeit etwas abgewinnen. „Macht nix, Dirndl, wennst wieder kimmst, probier ma's wieder."

Bei der Arbeit geht es mir sehr gut, meine Kollegen sind fürsorglich und versuchen, mir das Arbeitsleben so leicht wie möglich zu machen.

Noch fühle ich mich so gesund, dass mir auch die leichte Übelkeit nicht viel anhaben kann. Heute Abend bekomme ich die nächste Infusion, vorausgesetzt, mein Blutbild ist in Ordnung. Jetzt gehe ich noch laufen, die kleine Runde wenigstens.

8. Juni, 22 Uhr

Ich bin gerade aus Loipersdorf zurückgekommen.
Zu Beginn des Jahres hatte ich zugesagt, einen Vortrag zum Thema „Nach 40 – meine besten Jahre" zu halten und über meine Erfahrungen mit dem mittleren Alter zu reden. Im Krankenhaus hatte ich mir dann überlegt, alles abzusagen. Aber nach reiflichem Nachdenken wusste ich: Der Krebs hat mich nicht kleingekriegt und mir weder Lebensmut noch Freude genommen. Ich werde also dort einfach erzählen, wie es um mich steht und wie es mir geht. Und so habe ich es getan.
Einige Frauen haben daraufhin von sich erzählt, von ihren Erkrankungen und Ängsten, aber auch von den Vorteilen des Älterwerdens und von ihrer wachsenden Sicherheit und Zuversicht dem Leben gegenüber.
Ein schöner Abend war das, und ich habe ebensoviel zurückbekommen wie gegeben.

Morgen fange ich an, für unseren Urlaub zu packen. Wir fahren mit dem Wohnwagen an den Bodensee und nach Bayern. Hoffentlich schmeckt mir das Bier dann wieder, denn jetzt, während ich die Tabletten einnehme, mag ich es nicht einmal sehen. Da musste schon der Krebs kommen, dass mir einmal vorm Bier graust. Furchtbar.

9. Juni, 22 Uhr

„Die Steine geben dir Energie und Kraft.“ Theresia ist Edelsteinberaterin und überzeugt davon, dass Edelsteine dem Körper die Gesundheit zurückgeben können. Eigentlich müsste man sie „Menschenberaterin in Bezug auf Edelsteine“ nennen. Sie hat mir eine Edelsteinkette angefertigt, die mein Immunsystem schützen und nach Möglichkeit wieder aufbauen soll. Vom Amethyst bis zum Saphir ist alles vertreten, was für mich wichtig ist. Und abgesehen von der Wirkung der Steine auf verschiedene Bereiche im Körper sieht sie auch noch hübsch aus.

Meine zweite Chemowoche endet am 14. Juni. Da werden wir schon am Bodensee sein. Ich freue mich schon sehr auf die Reise. Schwimmen werde ich und laufen und eine Maß nach der anderen saufen.

Füssen, Samstag, 17. Juni

Wir sind seit Sonntag unterwegs. Die Zeit am Bodensee war traumhaft schön, jetzt sind wir seit zwei Tagen im Allgäu, und es regnet. Trotzdem bin ich in den Bannwaldsee schwimmen gegangen. Das ist ein reizendes kleines Seelein, und mir tut es fast leid, dass wir schon morgen nach München fahren.

Bis Dienstag habe ich meine Chemotabletten genommen und gehofft, es werde mit der Übelkeit nach zwei Tagen aus sein. Aber das ist wohl auch etwas, das ich erst lernen muss: Nach meinem Plan richtet sich die Krankheit nicht.

Ich spüre heute noch immer eine leichte Übelkeit, und ich habe jetzt auch schon ein anderes Gefühl für die Chemotherapie bekommen. Die Lebensqualität kann ziemlich beeinträchtigt werden. Und es bleibt einem nichts anderes übrig, als sich um- und auf die neue Situation einzustellen. Ich bin gewohnt, meine selbst gesteckten Ziele zu erreichen, der Krebs aber hat eigene Gesetze geschaffen, denen muss ich mich jetzt unterordnen.

Dennoch, die Übelkeit hält sich in Grenzen, und ich bin bis jetzt ohne „Schlechtigkeitsmittel" ausgekommen. Diese Reserve habe ich und werde sie sicher noch brauchen.

Jetzt während der Reise habe ich wieder die „Diktate über Sterben und Tod" von Peter Noll gelesen. Und siehe da, aus meiner heutigen Sicht liest sich vieles ganz anders.

Peter Noll war unheilbar an Krebs erkrankt und hatte nach der

Diagnose jede weitere Behandlung abgelehnt. In seinen Diktaten beschreibt er seine Erfahrungen mit der Krankheit bis zu seinem Tod. Was mich daran besonders fasziniert, ist die Konsequenz, mit der Noll sein Leben selbst in die Hand nimmt und die Krankheit nicht an die Ärzte delegiert. Wie mitleidlos, aber durchaus bejahend er seine letzten Monate durchlebt, mit der klaren Gewissheit, dass seine Zeit nun zu Ende geht. Und wie sehr er – bis zum schmerzhaften Schluss – Kleinigkeiten genießen kann: ein gutes Essen, ein Gespräch mit Freunden, einen Winterabend am See.

Dieses Buch sollte jeder einmal lesen, vor allem die Gesunden, denn gerade wenn man gesund ist, vergisst man oft, was das heißt: „Bewusst leben."

Noch etwas zum Thema „Gesundheit": Offensichtlich ist mein Organismus ganz gut intakt. Ich habe nämlich rechtzeitig die Regel bekommen, was während der Chemotherapie nicht selbstverständlich ist. Ich werde versuchen, mich weiterhin durch Laufen und Schwimmen fit zu halten. Außerdem mache ich alles, was gut tut. Das ist ein klarer Auftrag von Professor Samonigg, den ich gern befolge.

Schön ist es auf Reisen mit Christian. Wir wissen gut miteinander umzugehen, und vor allem unser Humor ist ein Segen (auch wenn ihn außer uns manchmal kaum einer versteht). Dass wir im Urlaub mehr miteinander reden und viel weniger streiten als früher, ist auch ein gutes Zeichen.

Nur vom Sterben und Tod will er nicht reden, das habe ich bemerkt. Ich würde es manchmal gern ganz sachlich tun, aber er fürchtet wohl, mich dadurch emotionell zu überfordern.

Für mich ist das aber kein neues Thema, nur weil ich jetzt Krebs habe (ich vermeide das „hatte“, denn so weit bin ich noch nicht – ich bezweifle auch, dass man das jemals wirklich sagen kann). Tod und Sterben beschäftigen mich seit gut 20 Jahren, und ich habe sehr viel Literatur darüber gelesen.

Die Faszination der oft genannten „letzten Prüfung“, die allerdings noch jeder bestanden hat, wird von Tag zu Tag größer und auch meine Neugier, was das ist, der Tod. Ich werde es erleben – muss ja noch nicht so bald sein.

Montag, 19. Juni, 22 Uhr

Ich bin hundemüde.

München, meine Traumstadt, hat mich fertig gemacht. Wo eine Halbe ein kleines Bier ist und im Englischen Garten am Nachmittag hunderte Menschen beim Chinesischen Turm Weißwürstl mit einer bis fünf „Weißen“ hinunterspülen, da ist meine wahre Heimat. Beim Valentin war ich auch und am Turm im Olympiastadion und in Nymphenburg. Und über allem der weiß-blaue Himmel, mein Immunsystem flippt aus vor lauter Genuss.

Morgen fahren wir an den Tegernsee. Und jetzt singe ich meinem Lieben das Lied von den bayerischen Seen vor. Heute gibt es keine Schonung.

Dienstag, 27. Juni

In zwei Stunden beginnt die nächste Chemotherapie. Ich hoffe, das Blut ist in Ordnung, und es gibt keine Verzögerung. Sollten zu wenig weiße Blutkörperchen vorhanden sein, heißt es nämlich einige Tage warten, bis mit der Infusion begonnen werden kann.

Ich habe am Wochenende Fernsehdienst gemacht, und auch wenn ich schneller müde bin als sonst, die Arbeit bereitet mir keine Probleme. Es ist mir auch sehr wichtig, so normal wie möglich weiter zu leben und, wenn ich körperlich dazu in der Lage bin, arbeiten zu gehen. Nicht die Krankheit soll im Mittelpunkt stehen, sondern das Leben, denke ich. Man darf sich nicht selbst in einen Ausnahmezustand versetzen. Das Leben geht weiter, im Moment nur etwas mühsamer und mit etwas weniger Tempo als gewohnt. Ich nehme es – widerwillig, aber doch – zur Kenntnis.

Heute hat mein Vati Geburtstag. Das einzige Geschenk, mit dem ich ihm wirklich Freude machen könnte, wäre ein schönes Bild, nämlich ein schönes Blutbild meinerseits. Ich werde mich zusammenreißen.

Mittwoch, 28. Juni, 9 Uhr

Das Blutbild ist gut. Professor Samonigg ist mit mir zufrieden, aber nicht begeistert davon, dass ich meine Tabletten gegen die Übelkeit noch nie eingenommen habe. Vielleicht hat er Recht, und es kommt später umso härter, wenn ich jetzt darauf verzichte.
Ich habe einfach Angst vor den Nebenwirkungen – Verstopfung, Bluthochdruck usw.
Man wird ja schon krank, wenn man den Beipacktext liest.
Mit Schwester Manuela, dem guten Geist in der Ordination von Professor Samonigg, verbindet mich seit dem ersten Kontakt absolute Sympathie. Der Professor und sie sind allein schon immunsystemstärkend. Außerdem ist sie begnadet, was das Blutabnehmen und Infusionsnadelsetzen betrifft.
Nur sie und ein Arzt in Steyr haben das bisher bei mir geschafft, ohne ein „Blaue-Flecken-Massaker“ anzurichten.
Ob ich vom Haarausfall schon etwas bemerkt hätte? Etwas mehr Haare in der Bürste als früher, kommt mir vor, aber vielleicht irre ich mich auch.
Die Haut scheint vom Gift noch nicht viel mitzukriegen. Ich sehe geradezu rosig aus. Vielleicht nützt es auch, dass ich sehr viel Wasser trinke und so einiges ausschwemme.

Ich bemerke, dass ich mit meinem gesunden Aussehen für viele eine Irritation bin. So unter dem Motto: „Ist sie jetzt krank oder nicht – und warum ist sie denn überhaupt so fröhlich?“

Merke: Kranke haben deprimiert zu sein, und außerdem gehören sie ins Krankenhaus, dann ist alles in Ordnung! Eine strahlende, gut aufgelegte Krebskranke grenzt an Perversion und ist ein persönliche Provokation für alle, die schon bei Kopfschmerzen am liebsten den Notarzt anfordern würden.
„Hast keine Angst?“ werde ich manchmal gefragt, und wenn ich nein sage, glaubt mir niemand. Was soll ich machen?

Sonntag, 2. Juli, 7 Uhr früh

Gestern war ich mit Mutti und Jakob auf dem Berg. Das Wetter war herrlich. Wir sind mit dem Sessellift auf den Polster gefahren und dann über die Griesmauer ins Gsoll marschiert. Mir ist es hervorragend gegangen, die Kondition ist gut und die Übelkeit erträglich. Und ich habe wieder einmal bemerkt, dass es umso besser geht, je mehr man abgelenkt ist.

Einen schönen Almblumenstrauß hab ich dem Opapa auf den Friedhof gebracht. Seine geliebten Latschen und einen Almrausch. Ich weiß, er hat sich gefreut.
Manchmal schau ich einfach zum Himmel hinauf und rede mit ihm, erzähl ihm, wie es mir geht und dass ich oft an ihn denke. Vielleicht öfter, als alle anderen. Irgendwie tut es gut, ihn dort oben zu wissen und zu glauben, dass er irgendwo auf mich wartet und mir dann – wie früher – meine Schultasche abnimmt und für mich trägt.
So stelle ich es mir vor, und so wird es wohl auch sein.

Mittwoch, 5. Juli, 23 Uhr

Müde bin ich – geh zur Ruh, aber bevor ich die Augen zumache noch ein paar Notizen.

Ich habe heute eine wunderbare Aufführung von Orffs „Carmina Burana“ auf der Kasemattenbühne auf dem Schloßberg gesehen. Trotz Müdigkeit bin ich zu Fuß hinaufgegangen, es war ein herrlich lauer Sommerabend, der Chor, die Tänzer, einfach großartig. Diese Musik wühlt mich immer wieder auf. Sie hat etwas Archaisches und geht ganz tief in die Seele.

Jetzt allerdings geht es mir nicht besonders gut. Schon während der Aufführung habe ich die Übelkeit aufsteigen gespürt, das kommt wie in Wellen, verbunden mit einem unangenehmen Wärmegefühl. Außerdem rumort es in meinem Bauch, als hätte ich Wackersteine gefressen, wie der böse Wolf. Wahrscheinlich habe ich mich einfach übernommen und sollte schon seit Stunden schlafen, aber – wie sagt meine Großmami – im Bett sterben die Leut', und wer will das schon?

Jetzt lasse ich mich von Nathalie Cole in den Schlaf singen, und morgen schaut die Welt schon wieder anders aus.

Sonntag, 9. Juli, 20 Uhr

Zwei Tage noch, dann ist der zweite Chemoblock überstanden. Obwohl sich die Übelkeit in Grenzen hält, fühle ich mich nicht wirklich gut. Ich bin todmüde und muss mich zu jedem Schritt zwingen. Dabei weiß ich, wie gut es mir täte, eine kleine Runde zu laufen oder auch nur zu gehen. Aber heute lässt sich der Schweinehund einfach nicht überwinden.

Ich habe jetzt drei Tage hintereinander „Steiermark heute“ moderiert. Es war anstrengend, hat mir aber auch viel Freude gemacht. Die Ablenkung tut gut, und die erforderliche Konzentration ist eine gute Therapie gegen das „Sich-gehen-Lassen“.

Heute habe ich alte Fotos sortiert und dabei längst vergessene Aufnahmen von Thomas gefunden. Und plötzlich war mir so elend, und ich habe den Buben so vermisst, dass ich nur losheulen konnte. Weiß Gott, wo er jetzt ist! Irgendwo in Aserbeidschan, wo er eine Geschichte über ein seltsames Volk am Kaspischen Meer schreibt, und ich sitze da und weiß nicht einmal, ob ich es erlebe, ihn wiederzusehen.
Natürlich ist das jetzt übertrieben und ziemlich selbstmitleidig, aber ich denke, dass mir das auch ab und zu zusteht. Heute frage ich mich wirklich, wo ist das fröhliche Kerlchen, die optimistische und unverwüstliche Patientin, die ich in der ersten Zeit nach der Operation war?

Dienstag, 11. Juli

Diese Tabletten mit Namen „Endoxan“ sind unscheinbar und klein. Mit einem Schluck Wasser sind sie im Magen. Sie riechen nicht unangenehm und schmecken nach gar nichts. Aber wenn ich abends in die Küche gehe, um sie einzunehmen, beginnt es mich – nur beim Gedanken daran – derart zu würgen, dass mir speiübel wird. Da sage noch einer, wir wären unserer Psyche nicht ausgeliefert.
Seit gestern habe ich leichten Durchfall (mein Darm versteht offenbar den Beipacktext nicht, denn demnach müsste ich an Verstopfung laborieren). Vielleicht hängt das aber alles gar nicht mit der Chemo zusammen.

Heute Nacht konnte ich lange nicht schlafen, und da ist mir ein kleiner Bub aus Tegernsee eingefallen. Er war mit seinen Eltern und der großen Schwester am Campingplatz, hat dauernd gequengelt, war ziemlich lästig und hat seiner Mutter keine ruhige Minute gelassen. Erst am nächsten Tag habe ich gesehen, dass er eine schwere Hautkrankheit hatte und am ganzen Körper wund war.
Während die anderen zum See gingen, setzte ihn seine Mutter in eine kleine Badewanne. Das hat ihm offenbar recht gut getan, denn zum erstenmal hat er gelächelt. Aber nicht so wie das Kinder üblicherweise tun, sondern irgendwie traurig, wie ein alter Mensch, der vom Leben und Leiden müde geworden ist.

Wenn ich daran denke, schnürt es mir jetzt noch die Kehle zu. Ich werde dieses Bild nie vergessen.
Wie lächerlich bin ich mir da vorgekommen mit meiner Krankheit, wie läppisch ist mir mein Problem plötzlich erschienen gegen das Leid dieses kleinen Kindes. Und wie habe ich seine Mutter bewundert, die dieses Schicksal nicht nur angenommen hat, sondern mit Liebe und Gelassenheit trägt.
Und dieser Bub ist mir eben heute Nacht wieder untergekommen, und da hab ich dem lieben Gott gedankt für meine zwei gesunden Kinder.
Manchmal hoffe ich, dass ich mit meinem Krebs das Krankheitspotential für meine Familie abgefangen habe und alle anderen von schweren Krankheiten verschont bleiben. Aber solche Arrangements gibt es beim lieben Gott wahrscheinlich nicht. Das wäre auch zu schön.

Morgen gehe ich Schwester Leontine besuchen. Sie liegt wieder im Krankenhaus. Der Krebs gönnt ihr keine Verschnaufpause mehr. Dabei wäre sie so gern in ihrem Urlaub auf die Alm gefahren. Seit Wochen hat sie mir davon erzählt.
Diesen Ausflug hätte ihr der Herrgott schon noch erlauben können. Manchmal verstehe ich ihn wirklich nicht.

17. Juli, 17.30 Uhr

Ich bin gerade vom Dienst nachhause gekommen und habe gemeinsam mit Jakob unser Geburtstagskind angerufen. Thomas ist heute 26. Er ist gesund und voller Tatendrang, was seine Arbeit betrifft. Was wünscht man sich mehr? Seit einiger Zeit schicken wir uns regelmäßig Mails quer durch Europa. Er war ganz verwundert, dass seine technik-skeptische Mutter auf einmal ein Faible für die moderne Kommunikation entwickelt. (Sie tun immer, als wäre ich so hinterwäldlerisch!)

Die Übelkeit habe ich zur Zeit gut unter Kontrolle. Ich nehme das Medikament dagegen nun täglich ein, denn ganz ohne wäre der Alltag doch zu belastend.
Was meinen Haarausfall betrifft, stehe ich zur Zeit nicht wirklich über den Dingen. Das geht mir ehrlich auf die Nerven. Seitlich werden sie immer dünner, und seit einigen Tagen findet man sie überall, nur nicht mehr auf dem Kopf. Der Polster ist voll, der Boden im Badezimmer, das Waschbecken sowieso, und die Frisur sieht dementsprechend aus. Für meine Fernsehauftritte muss ich jedes Haar sorgfältig legen, um zu verhindern, dass man die Kopfhaut sieht. Lang wird das so nicht mehr gehen, dann brauche ich eine Perücke.

Donnerstag, 20. Juli

Heute Früh habe ich auf dem Friedhof eine alte Bekannte getroffen, die von meiner Krankheit weiß. Auf die Frage, was ich hier mache, meinte ich – in einem Anfall von Bosheit (weil ich mir die Reaktion schon ausrechnen konnte) –, ich such mir ein schönes Platzerl aus, wo ich einmal liegen möchte, aber weiter oben, denn da sieht man über Graz. Natürlich war das eine Provokation, aber es gibt Leute, die ihre Neugier und Sensationslüsternheit einfach nicht im Griff haben und nur Voyeure sind. Kein Wunder, dass es mir da schwer fällt, meinen Sarkasmus im Zaum zu halten.
Ich merke auch, dass ich mit meiner Umwelt seit Beginn meiner Erkrankung um einiges härter ins Gericht gehe. Wahrscheinlich liegt das auch daran, dass ich mir selbst gegenüber nicht gerade zimperlich bin. Und weinerliches Gesabber ist mir ebenso zuwider wie es jene hauptamtlich Leidenden sind, die mit ihren Krankheiten hausieren gehen, weil sie sonst nichts zu reden haben.
Mein Gott – wäre ich heute streitsüchtig, gut, dass ich allein bin.

Mittwoch, 26. Juli

Seit gestern bin ich wieder ein „Chemojunkie". Mein Blut ist immer noch in Ordnung, also kann der dritte Block beginnen. Wenn ich in die Ordination von Professor Samonigg komme, wird mir leicht übel – mein kleines Psycherl weiß also schon, bevor das Gift in mich hineinrinnt, was los ist.
Ich habe meine Ernährung insofern umgestellt, als ich jetzt ganz bewusst mehr Obst und Gemüse esse, sehr viel trinke, aber wenig Kaffee und Alkohol konsumiere – was mir ohnehin nicht schmeckt.
Sport tut mir sehr gut, und wenn ich nicht laufen kann, gehe ich schwimmen. Ich fahre jetzt so oft wie möglich abends noch zum Schwarzl-Teich und schwimme dann bis zu einer Stunde lang. Das strengt nicht sehr an und tut Körper und Seele gut. Wie hat mein Opapa immer gesagt: „Das Wichtigste ist, in Bewegung zu bleiben."

Freitag, 28. Juli, 17 Uhr

Heute bin ich gleich nach der Arbeit in die Stadt gefahren. Nachschauen möchte ich, habe ich mir gedacht, vielleicht gibt es hübsche Badeanzüge für brustamputierte Frauen.

Im Krankenhaus werden – offenbar zur moralischen Unterstützung – sofort nach der Operation Prospekte für Unterwäsche und Badeanzüge verteilt. Darin sind strahlende Frauen mittleren Alters und Gewichtes zu sehen, die angeblich nur mehr eine (oder keine) von zwei Brüsten haben, und dennoch überglücklich aussehen – vermutlich deshalb, weil ihnen keiner ansieht, welches Defizit sie mit Hilfe dieser topschicken Modelle erfolgreich verbergen.

Kurz und gut, ich habe nachgeschaut. Von den Badeanzügen im Prospekt keine Spur. Dafür aber beige, graue und braungestreifte Monster, die ich nicht einmal mit 70 freiwillig tragen würde. Matronen wollen sie aus uns machen, habe ich mir gedacht und mich auf den Weg ins Sportgeschäft gemacht. Dort habe ich zwei Schwimmanzüge (ohne Körbchen natürlich) erstanden, die mir, weil sie ziemlich eng sind, den rechten Busen flachdrücken. So wird der Unterschied zwischen meiner linken und rechten Seite relativ klein. Ich fühle mich damit aber tausendmal wohler als mit diesen grauenhaften „Prothesenmonstern".

Interessant ist das schon, jetzt, wo ich selber davon betroffen bin, fällt mir auf, dass ich noch nie eine Frau mit nur einer Brust gesehen habe.

Man sieht Menschen ohne Arme und Beine, mit großen entstellenden Narben, aber zu zeigen, dass man Brustkrebspatientin ist oder war, scheint immer noch ein enormes Tabu zu sein. Vielleicht kann ich dann, wenn ich das alles überstanden habe, mithelfen, dieses Tabu zu brechen. Eines weiß ich aber jetzt schon, dass Äußerlichkeiten in meinem Leben in Zukunft noch weniger Bedeutung haben werden als bisher – so kann die Krankheit zur moralischen Lehrmeisterin werden.

Jetzt steigt mir wieder die Übelkeit auf, dass ich mir wünsche, ich könnte erbrechen, und mein Kopf wird so heiß, als käme beim Kelomat der zweite Ring zum Vorschein. Mir ist auf einmal wirklich elend, körperlich und ein bisschen auch seelisch. Chemo – nein danke!

1. August, 20.30 Uhr

Weil ich brav Paradeiser und Obst gegessen habe und letzte Woche auch dreimal geschwommen bin, habe ich zur Belohnung wieder eine Infusion gekriegt, nach der mir sauschlecht ist. Vielen Dank.
Dabei bin ich ja heilfroh, dass mein Blut eine Weiterbehandlung zulässt. So haben wir bis jetzt den Therapieplan genau einhalten können. Hoffentlich wirken die Tabletten auf die Krebszellen ebenso gut wie auf meine Haarzellen. Wenn es so weitergeht, habe ich wirklich bald eine Glatze. Nächste Woche werde ich mir eine Perücke aussuchen. Schließlich kann ich im Fernsehen nicht mit meinen Tüchern und auch nicht kahlköpfig auftreten.

Leontine geht es schlecht. Ich habe sie heute besucht, was sie zwar gefreut, aber auch sehr angestrengt hat.
Ihre Bettnachbarin hat während meines Besuches ununterbrochen geweint. In ihrer Brust wurde ein Knoten diagnostiziert. Sie weiß nun noch nicht, ob sie operiert werden muss. Im Krankenhaus muss sie auf jeden Fall einige Tage bleiben. Ihre Hauptsorge ist aber offenbar, dass sie nicht nach Teneriffa fliegen kann. Sie hat mir ihre Geschichte unter Schluchzen erzählt und mit einem: „... Sie haben ja keine Ahnung, wie es einem da geht ...“ geendet. Da musste selbst Leontine lachen, und wir haben uns angesehen wie zwei Geheimnisträger.

2. August

Der gestrigen Infusion war offenbar ein Schlafmittel beigemengt, oder zwingt mich das Gift jetzt wirklich nieder? Ich bin müde und kann nur herumliegen. Morgen sollte ich wieder arbeiten gehen, aber das wird nicht gut möglich sein.

Jetzt kommen von allen Seiten die Ratschläge, was ich zur Stärkung nehmen sollte: Honig klarerweise, den esse ich ohnehin regelmäßig, dann Stutenmilch, Selen, sämtliche Vitaminpräparate, irgendein heilendes Gras, Granderwasser, Rohnensaft, tibetanische Zauberkugerln usw.
Wenn ich mir das alles nur vorstelle, wird mir schon übel. Aber es gibt tatsächlich Leute, die in gutem Glauben und Unkenntnis ihres Körpers alles in sich hineinstopfen. Was, wie mir der Professor erzählt hat, in einem extremen Fall bei einer Patientin zur Selenvergiftung geführt hat.
Ich habe ein ganz gutes Gefühl, was mein Körper braucht, und versuche ihn mit Maß und Ziel beim Widerstand gegen das Gift zu unterstützen. Ich glaube fest daran, dass die Selbstheilungskräfte in mir stark genug sind, um das Chemobombardement auszuhalten. Was das Wichtigste ist: Meine Seele ist gesund geblieben, und daraus schöpfe ich die meiste Kraft.
Außerdem mag ich meinen Körper, und narzisstisch wie ich bin, tue ich ihm alles nur erdenklich Gute. Im Moment möchte er gern ein Eis, und das kriegt er auch.

8. August, 18 Uhr

Die letzten Tabletten des dritten Zyklus sind im Magen. Selbst ich als Optimistin muss gestehen, dass die vergangenen Tage kein Honiglecken waren. Bleierne Müdigkeit und der eklige Geschmack im Mund – ich hasse es. Dennoch bin ich in der Lage, den Haushalt aufrechtzuhalten. Ich gehe einkaufen, und sobald ich mich halbwegs besser fühle, auch wieder arbeiten. Mein eiserner Wille und meine Gewohnheit, die Tage fast minutiös zu planen – nicht nur dem Arbeitspensum, sondern auch den schönen Dingen bewusst Raum und Zeit zu geben –, sind vor allem in Krisenzeiten von Vorteil. Disziplin spielt in meinem Leben eine wichtige Rolle. Deshalb bin ich auch verständnislos und manchmal auch etwas hart Menschen gegenüber, die sich gehen lassen und ihre Sorgen und Schmerzen als Leid der ganzen Welt betrachten.

Ich sehe meine Krankheit nicht als Übel. Ich sehe sie als Chance, andere Dimensionen meines Lebens kennen und begreifen zu lernen. Meine Krankheit ist Teil meines Weges. Gesund werden um jeden Preis ist ein vordergründiges Ziel – ich möchte gern „heil“ werden. Mit oder ohne Krebs. „Heil“ im Sinne von reifer und klüger.
Es ist schwer zu erklären, aber selbst an Tagen wie heute, wo ich körperlich am Boden bin, spüre ich eine große seelische Kraft und Zuversicht.
Es geht mir also nicht schlecht, mir ist nur schlecht.

9. August, 19 Uhr

Habe gestern Leontine im Krankenhaus angerufen. Sie ist so schwach, dass sie kaum mehr sprechen kann. Trotz meines Formtiefs habe ich sie heute besucht. Ich habe es keinem erzählt, denn ich weiß, was ich mir hätte anhören können: „Schau auf dich, anstatt eine Sterbende zu besuchen, usw."
Aber wer weiß denn, wie lang sie noch durchhält.
So wie ich sie vorgefunden habe, wird sie bald ausgelitten haben. Sie ist in einem Dämmerzustand, von den Schmerzen scheint sie aber ganz gut befreit zu sein. Ihre Hand halten, leise mit ihr sprechen, das war alles, was ich tun konnte. Mehr ist auch nicht mehr erforderlich. Der Tod ist ihr ins Gesicht geschrieben, aber im Gegensatz zu früher wirkt sie weniger verkrampft – so, als hätte sie sich schon ergeben.
Ob sie die Angst bereits überwunden hat? Welches Wissen hat sie schon, von dem wir noch nichts ahnen? Vieles ist mir an ihrem Bett durch den Kopf gegangen, und dennoch war ich frei von Furcht, sogar frei von Trauer.
Ich stelle fest, dass ich in diesen Dingen anders bin als viele, die ich kenne. Mich wundert, dass ich so fröhlich bin.

11. August

Jetzt hat es mich aber ordentlich erwischt.
Nur auf das Klo zu gehen, strengt mich so an, als hätte ich einen Fünftausender zu bezwingen. Vorgestern in der Nacht ging es Schlag auf Schlag: Bauchkrämpfe, Schüttelfrost, Fieber und dann auch noch Durchfall. Das System war kurzfristig zusammengeklappt und ich so fertig, dass mir sogar das Reden schwer gefallen ist.
Christian hat mir Tabletten und Zäpfchen geholt, und die kleinen lebenden Keime, die im Medikament Bioflorin herumwuseln, haben meine Darmflora schon wieder zum Blühen gebracht. So eine Art Substral fürs Gedärme.
Aber alles in allem fühle ich mich, als hätte mich eine ganze Baseballmannschaft traktiert. In zwei Tagen habe ich drei Kilo abgenommen und so, wie es aussieht, mindestens zweieinhalb Kilo davon im Gesicht. Unglaublich, wie schnell man abbaut. Ich werde mich also jetzt ein paar Tage nicht auf mein Gesicht, sondern auf meine schönen braunen Beine konzentrieren. Denn zum erstenmal in meinem Leben habe ich nach diesen Sommermonaten eine schöne Hautfarbe. Teile meines Körpers sehen richtig knackig aus – es lebe die selektive Wahrnehmung!

13. August, 9 Uhr

Heute habe ich wieder Fernsehdienst – das heißt, am Vormittag ist frei. Ich sticke für die Mutti zum Geburtstag ein Deckerl. Sticken ist, wie ich draufgekommen bin, so etwas wie Meditation für mich. Die Gedanken müssen sich auf etwas anderes als die Übelkeit konzentrieren, und es strengt nicht sehr an. Gestern habe ich mich gezwungen, eine kleine Runde zu gehen. Heute fühle ich mich schon wieder zu schwach dazu.

„In uns ist zweierlei Natur, doch ein Gesetz für beide – es geht durch Tod und Leiden nur der Weg zur wahren Freude." Paula Wessely höre ich gerade mit diesem schönen Text von Matthias Claudius, der mir so richtig Lust auf die wahre Freude nach der „schlechten" Zeit macht.

Heute ist so ein Tag, an dem ich die Krankheit auch psychisch spüre. Ich bin so angerührt, könnte wegen jeder Kleinigkeit weinen. An solchen Tagen bewährt sich die Lektüre von Karl-Valentin-Stücken und der Frühlingsstimmen-Walzer. Auch ein Stück Schokolade darf es sein. Unter dem Motto: „Und ist der Hang auch noch so steil, a bisserl was geht alleweil." Also Kopf hoch und in die Arbeit!

16. August, 20 Uhr

Dieser Sommertag war der schönste Tag in meinem Leben (zumindest einer der schönsten).

Strahlender Sonnenschein und fast keine Übelkeit. Ich konnte nicht widerstehen, habe mein rosarotes Dirndlkleid angezogen und bin nach Aussee gefahren. Um etwa 11 Uhr war ich in Altaussee, habe meinen Badeanzug in den Rucksack gepackt und bin um den See marschiert. Vollkommene Ruhe, trotz einiger Badegäste. Die Mittagsglocken von der Altausseer Kirche, Wärme, kleine Wolken, die sich im See spiegeln.

Ich war so eins mit der Natur, mit dieser Landschaft, in der meine Seele vor Glück zerfließt. Drinnen bei der Seewiesn habe ich mein Lager aufgeschlagen und bin schwimmen gegangen.

Der See – kühl, glasklar und unergründlich – hat mich wieder einmal gefangen genommen und verzaubert. Fast eine Dreiviertelstunde bin ich geschwommen, weit der Sonne entgegen. Wie singt André Heller? „... es war das Glück, das nichts mehr wünscht, ich war mir selber gut."

Da war auch kurz der Gedanke, so lang zu schwimmen, bis – ja bis zum Ende. Das wäre ein Abgang nach meinem Geschmack.

Apropos Geschmack, am Nachmittag habe ich einen köstlichen Saibling beim Veith in Gössl geschmaust, ein Glas Wein und Kuchen habe ich beim Toplitzsee genommen. Genuss pur in jeder Beziehung.

Und so seltsam das klingen mag, ich war sehr froh, allein zu sein. Allein beim Grab der Karin Brandauer, die der Brustkrebs

besiegt hat, und allein im Altausseer Kircherl, in dem ich Jahr für Jahr um Glück und Gesundheit für uns alle bete.
Aber heute war es irgendwie anders, tiefer und schöner. Und gebetet habe ich nicht um Gesundheit, sondern um die Kraft, mein zukünftiges Leben so ertragen und annehmen zu können, wie es kommt.

Der heutige Tag war für mein Immunsystem besser als alles andere. Ich fühle mich dankbar und glücklich. Für alles!

Montag, 21. August

Mein Gott, geht es mir gut! Ich zehre noch immer von meinem Ausflug nach Aussee. Glück macht offensichtlich wirklich gesund. Ich bin geradezu süchtig nach Schwimmen, und es sind die klaren, kalten Bergseen, die mich magisch anziehen – kein Wunder, schließlich bin ich ein Wassermann und brauche dieses Element offenbar zum Wohlfühlen.

Heute Nacht hatte ich wieder einmal einen schönen Traum, an den ich die ganze Zeit denken muss. Ich war die Expeditionsleiterin einer Gruppe von Bergsteigern (zum Teil waren es meine Kollegen), wir waren im Norden, ich glaube in Grönland, unterwegs. Wir wanderten durch eine unendliche Eiswüste mit Bergen, die aussahen wie die Pyramiden.
Es war aber nicht kalt und unfreundlich, sondern von Wärme und Licht durchströmt, und der große Rucksack auf meinem Rücken war federleicht. Als wir ans Eismeer kamen, bauten wir unsere Zelte auf und richteten uns zum Übernachten ein, aber die Sonne ging nicht unter. Sie blieb am Horizont über dem Meer stehen. Da ging ich allein auf sie zu und durch sie hindurch, wie durch einen rotgoldenen Nebelschleier. Dann bin ich aufgewacht.

Und jetzt überlege ich mir, ob ich vielleicht meinen Tod geträumt habe, den Übergang in eine neue, helle Welt. Wenn es so wäre, könnte man sich wirklich auf diese letzte Reise freuen.

Aber auch, wenn dieser Traum gar nichts bedeutet, er war einfach schön.
Der Tod beschäftigt mich zur Zeit auch wieder literarisch. Ich lese gerade „Ein sanfter Tod“ von Simone de Beauvoir, in dem sie das Sterben ihrer Mutter beschreibt. Die hilflose Angst der Töchter, dieser Situation nicht gerecht zu werden, und den Wunsch, angesichts des Todes noch all das zu schaffen, was man Jahre und Jahrzehnte zuvor versäumt hat.
Dabei glaube ich, dass man gerade in der letzten Zeit vor dem Tod Ruhe und Gelassenheit finden sollte, nicht nur beim Sterbenden, sondern vor allem auch in seiner Umgebung. Da genügen kleine Gesten, wenig Worte und viel Wärme. Irgendwann haben wir alles gesagt, gesehen und gehört. Dann schließt sich der Kreis. Und ich bin sicher, ob der Kreis rund wird, hat nichts mit der Anzahl der Jahre, sondern vielmehr mit deren Inhalt zu tun.
Ich weiß, dass das allein der Grund für meine Sicherheit und Furchtlosigkeit dem Krebs gegenüber ist. Ich habe noch einmal Aufschub bekommen – meinem Antrag auf Verlängerung des Lebens wurde von ganz oben stattgegeben. Das bedeutet, dass alles, was noch kommt, ein Geschenk ist. Man muss es mit Bedacht und Sorgfalt entgegennehmen und mit Freude und Lust genießen.
Na ja, wenn es einem gut geht, kann man leicht gescheit daherreden. Morgen beginnt die nächste Therapie, und so wie ich mich fühle, ist mein Blut „einsatzbereit“.

24. August

Liebevolle Zuwendung – was kann man sich mehr wünschen, wenn man krank und schwach ist? Jeder, der angeschlagen ist, weiß Anteilnahme und Sorge zu schätzen, aber es gibt in meiner Umgebung Menschen, die erdrücken mich mit ihrer Fürsorge derart, dass meine Reaktion darauf manchmal zur beleidigenden Ablehnung wird.

Es hat keinen Sinn, jemandem, der weiß, dass ihm noch monatelang übel sein wird, zu sagen: „... bald geht es vorbei." Oder jeden Tag zu fragen: „... ist dir heute besser?"

Ich pflege inzwischen darauf zu antworten: „... frag mich im Dezember wieder."

Und dann diese trauerumflorten Blicke, als wäre ich schon tot, und das anklagende „... heut schaust aber schlecht aus". No, na! Ich komme auch nicht aus St. Tropez, sondern von der Onkologie.

Am meisten gehen mir aber jene Tröster auf die Nerven, die angeblich genau wissen, dass ich wieder ganz gesund werde. Woher bitte?

Nur wenn man besonders unsensibel ist, kann man so etwas behaupten. Das Wort „Wissen" wird bei Krebspatienten vom Wort „Hoffen" ersetzt. Zuversichtlich sein – ja natürlich. Das ist wichtig für die Genesung, aber Wissen bedeutet Sicherheit, und die kann es erst – wenn überhaupt – nach Jahren geben. So ein Geschwafel ist also kein Trost, sondern nur ein Ärgernis.

Ich halte es überhaupt für ein Phänomen unserer Zeit, sich mit

angeblichem Wissen zu betäuben, um nicht mit den eigenen Ängsten und Unsicherheiten konfrontiert zu werden. Mit der jeweiligen Lebenssituation umgehen lernen, darum muss sich jeder schon selber bemühen.
Ich bin heute richtig grantig. Aber manchmal habe ich für meine Umgebung und deren Reaktionen einfach kein Verständnis.

Jetzt ist es fast 14 Uhr und inzwischen strahlend schön geworden – richtiges Badewetter. Ich glaube, der Packer Stausee wäre jetzt genau das, was mein verseuchter Körper als Entgiftung braucht.

25. August, 20.30 Uhr

Heute hat mich der Fernsehdienst sehr angestrengt. Manchmal fällt es mir schwer, mich zu konzentrieren, und dann frage ich mich, warum ich mir das eigentlich antue und nicht zuhause im Bett bleibe.

Außerdem belastet es mich doch einigermaßen, dass mein Kopfschmuck nur mehr federnartig ist. Ich fühle mich wie ein Vogel in der Mauser, obwohl ich zugeben muss, dass man im Fernsehen davon nichts mitkriegt. Wozu haben wir schließlich unsere Tricks, wie z. B. das „Abdunkeln der Kopfhaut" mit braunem Puder. Der Effekt ist wirklich verblüffend. Zweimal noch „Steiermark heute", dann gehe ich auf Urlaub, und danach werde ich eine Perücke tragen.

29. August

Das ist jetzt wirklich ärgerlich, so lang hat es geklappt, und jetzt stimmt mein Blutbild nicht.
Viel zuwenig Leukozythen. Irgendwie habe ich es ja geahnt, denn ich habe mich schon elend gefühlt, wie ich zum Professor gefahren bin, und so gesehen war das Ergebnis des Bluttests nicht überraschend (obwohl man den Mangel an weißen Blutkörperchen ja nicht spürt, sondern nur den Mangel an roten).
Ich bin enttäuscht, frustriert und deprimiert. Das heißt nämlich, dass ich meine Infusion nicht kriegen kann und wir es erst am Freitag wieder probieren. Wahrscheinlich müsste ich auch mit den Tabletten aussetzen, aber nachdem der Professor das nicht ausdrücklich angeordnet hat, nehme ich sie weiter. Ich möchte das Zeug loswerden, die Einnahme so schnell wie möglich hinter mich bringen, um im Urlaub davon befreit zu sein. Ich freue mich schon so auf Grado, das lasse ich mir nicht vom Chemogift vermiesen.

Beim Heimfahren habe ich vor Wut geheult. Dabei ist ja noch nichts verloren, denn wenn ich die Infusion am Freitag bekommen kann, bleibt alles gleich: Tabletten bis Dienstag, dann 14 Tage Pause.
Jetzt kann ich also nur abwarten. Was heißt abwarten: laufen, schwimmen, Vitamine einnehmen und sich selber Freude machen. Wäre doch gelacht, wenn ich das nicht hinkriegen könnte.

Außerdem habe ich noch einen Motivationsschub bekommen: Thomas kommt für einige Wochen aus Turku, wo er mit seiner Frau lebt. Er hat Jakob angerufen, und der freut sich schon sehr auf seinen Bruder. Und ich erst.

30. August, 17.30 Uhr

Ich habe eine Perücke. Sie sieht wirklich hübsch aus, und mein edles Haupt ist nun kahlgeschoren. Ich wusste gar nicht, dass ich einen ziemlich schönen kugelrunden Kopf habe.
Mit sehr viel Geduld und Einfühlungsvermögen hat Frau Gabi mit mir eine neue Frisur ausgesucht. Sie ist Friseurin und Besitzerin eines Perückenstudios, und man merkt, dass sie den Umgang mit Krebspatientinnen gewohnt ist.
Als Laie wundert man sich, wie schön die Perücken heutzutage sind. Diese furchtbaren Ungetüme, die man von weitem als künstliches Haar erkennen kann, sind zum Glück nicht mehr notwendig. Fast eine Stunde lang habe ich probiert, und müsste ich nicht im Fernsehen auftreten, ich hätte mir eine total ausgeflippte Frisur ausgesucht – einmal ganz anders aussehen, das wär's (aber das werde ich ohnehin, wenn meine Haare wieder nachwachsen).
Ich überlege gerade, ob ich den restlichen Flaum auf meinem Kopf nicht blond färben soll. Dunkle Haarreste fallen schließlich noch weit mehr auf als helle, und ich wollte schon immer einmal blond wie eine Semmel sein. Ein Blondschöpfchen auf einem Klugköpfchen – die perfekte Tarnung (man sieht, ich bin schon wieder etwas besser bei Laune).
Nur so zum Spaß wäre mir die Perücke allerdings zu teuer. Sie kostet zirka 4000 Schilling, aber zwei Drittel ersetzt die Krankenkasse (so kann man auch mit kleinen Dingen den Krebspatienten Freude bringen).

1. September, 21 Uhr

Das hab ich aber fein gemacht. Mein Blut hat sich erholt, und ich war wieder infusionstauglich.
Der Professor hat gemeint, jetzt dürfe ich auch die Tabletten wieder nehmen. Da musste ich ihm wohl oder übel beichten, dass ich mit der Einnahme nie aufgehört habe. Wie er mich angeschaut hat: eine Mischung aus Strenge und Verwunderung. Ich musste herzlich lachen. Er ist einfach zum Gernhaben.
Die nächsten Wochen geben Anlass zur Euphorie. Erst am 26. September beginnt der nächste Chemoblock. Es bleiben mir also mit viel Glück zehn bis 14 Tage ohne größere Übelkeit: paradiesische Zustände. Und noch dazu in Grado. Wir werden wahrscheinlich am 8. oder 9. September wegfahren. Es gibt also noch genügend Zeit, um alles vorzubereiten, denn schon ab morgen habe ich Urlaub.

Wann wohl Thomas kommt? Ich möchte ihn auf jeden Fall noch vor meiner Abreise sehen. Das Problem ist, seine Terminangaben erfolgen grundsätzlich ohne Gewähr.
Unsere Familie ist zur Zeit ziemlich in Bewegung. Christian und ich fahren nach Italien, Thomas kommt aus Finnland, und Jakob fliegt nach Griechenland. Unter dem Motto: Jedem seine Sommerurlaubsfreuden.

7. September

Es ist alles eingekauft. Der Wohnwagen ist eingeräumt, und morgen geht es nach Grado. Ich weiß gar nicht, wann ich mich schon einmal so auf den Urlaub gefreut habe wie diesmal. Gestern ist Thomas gekommen. Es ist schwer zu sagen, was ich am Bahnhof empfunden habe, als er aus dem Zug gestiegen ist und so wie als kleines Kind „Mama, Mama“ gerufen hat.
Wie immer war ich natürlich viel zu früh am Bahnsteig und habe die Leute beobachtet. Einige stumpf vor sich hin starrend, andere voller Vorfreude wie ich, und dann fährt der Zug ein, und man sieht aus einem der vielen vorbeisausenden Fenster den vertrauten wirren Haarschopf.
Es war, als hätte ich ihn noch einmal geschenkt bekommen, meinen Buben. Sich wiedersehen nach langen Monaten ist immer ein besonderes Ereignis, aber sich wiedersehen unter den Vorzeichen einer schweren, oft tödlichen Krankheit ist Glück – und ein Geschenk des Himmels.
Stundenlang haben wir geredet. Er sprudelt vor Ideen und Begeisterung, und ich bin glücklich, dass er seine Berufung gefunden hat. Es wird sicher noch ein harter Weg, aber das Schreiben ist sein Leben. Etwas anderes kommt für ihn nicht mehr in Frage.

So, jetzt laufe ich noch eine Runde, das ist mein Zaubermittel gegen Hektik und Stress, und die Übelkeit vergesse ich auch dabei.

Mittwoch, 13. September

Es ist Urlaub. Und wenn ich sage, Urlaub, meine ich Italien.
Wir fahren seit vielen Jahren nach Grado, und inzwischen fühle ich mich hier fast zuhause.
Heuer ist es aber noch schöner als sonst, im Gegensatz zu daheim gehe ich hier nämlich ohne Kopfbedeckung, brauche weder meine Tücher noch die Perücke.
Obwohl ich die Schals, die ich mir sonst um den Kopf binde, sehr attraktiv finde (ich habe sicher 30 bis 40 davon – ich sammle sie seit Jahren und habe eigentlich erst jetzt Verwendung dafür), ist es doch ein tolles Gefühl, „oben ohne" zu gehen.
Den restlichen Haarflaum habe ich blond gefärbt, und wenn ich meine runden Sonnenbrillen trage, sehe ich aus wie Bruce Willis.
Natürlich bin ich ein etwas ungewöhnlicher Anblick, aber in einem Land wie Italien ist das vollkommen egal. Das ist es, wofür ich die Italiener liebe: Ihre Toleranz ist beinahe grenzenlos. Es gibt kein Getuschel, kein Wegschauen, um dann doch wieder neugierig zu taxieren, was eben nicht ganz der Norm entspricht. Sie schauen einen mit freundlichem Interesse an, und damit hat es sich.
Das gilt für meinen kahlen Kopf ebenso wie für meine einbusige Figur im Badeanzug. Keine Minute lang habe ich mich bisher unwohl gefühlt, nie hatte ich das Gefühl, angestarrt zu werden. Und dementsprechend gut geht es mir auch.

Wie immer habe ich mir eine Menge „Arbeit“ mitgenommen. Bücher und Wolle, ganze Koffer voll. Meine literarische Mischung kann sich sehen lassen: Amelie Nothomb, Erich Fried, Hermann Hesse und Elisabeth Kübler-Ross. Daneben soll auch noch ein Pullover gestrickt, aber vor allem auch gesportelt werden.

Im Grado-Urlaub habe ich immer einen fixen Tagesplan, von dem ich mich nur ungern durch Ausflüge und Besuche abbringen lasse.
Aufstehen um 7 Uhr, ca. eine Stunde am Strand laufen, duschen, einkaufen gehen, Frühstück machen, den Lieben aufwecken, mindestens eine Stunde frühstücken und die Weltlage besprechen (politische Streitereien nicht ausgeschlossen), um 11 Uhr schwimmen gehen, dann Mittagessen kochen (ich tue das sehr gern im Urlaub), zwei Lese- und Schlafstunden, Spaziergang ans Meer, Cafe Macchiato im Strandcafé, abends in Grado flanieren und früh schlafen gehen.
So könnte ich wochenlang leben, Hauptsache, es gibt genug Bücher und Spaghetti.
Christian wird das normalerweise nach drei Tagen zu langweilig, aber heuer hält er sich deutlich zurück und überlässt es mir, was wir unternehmen. Ich würde das den „Krebsbonus“ nennen. Den genieße ich natürlich, werde ihn aber nicht über Gebühr strapazieren.

15. September

Es ist Mitte September und noch heiß wie im Hochsommer.
Heute bin ich wirklich müde. Ich bin weit gelaufen und im Meer geschwommen, was wunderschön, aber doch um einiges anstrengender ist als im Pool. Das Tolle ist, dass kaum noch Gäste da sind, der ganze Zauber gehört mir also fast ganz allein. Fast.
Bei meinem Morgenlauf zum Beispiel begegnet mir täglich eine vermummte Gestalt, die freundlich grüßt und sich heute als Roberto Valerio zu erkennen gegeben hat. Signore Roberto ist verkühlt, daher vermummt, Lehrer in Triest und verbringt die Sommermonate mit Mamma, Frau und Tochter in Grado. Er hat mich (italienisch!) gefragt, warum ich keine Haare habe, und ich habe ihm *um*- aber offenbar *ver*ständlich erklärt, dass ich eine Chemotherapie machen muss, weil ich Krebs habe.
Er hat mich angelacht und gemeint, wer so läuft wie ich, werde bald wieder gesund sein. Und außerdem: „Domani il cielo sia piu blu" – sagt man in Sizilien.
Ich habe mich bedankt, bin weitergelaufen und habe mich gefühlt wie ein frisch geschlüpftes Küken. Nicht nur wegen der Frisur.

Samstag, 16. September, 17 Uhr

Während meiner Chemotage verliere ich regelmäßig zwei bis drei Kilo an Gewicht, die ich in den Erholungsphasen wieder zulege. So wie es aussieht, habe ich in der letzten Woche schon das Doppelte zugelegt. Kein Wunder, ich habe zur Zeit eine „Fressphase“, in der ich alles verdrücke, was mir in die Finger kommt. Gut, dass ich soviel Bewegung mache, sonst könnte mich Christian nach Urlaubsende nachhause rollen.
Heute bin ich im Schwimmbad fünfzig Längen geschwommen, und so absurd das klingt, ich war in den letzten Jahren nie so gut in Form. Die Bewegung, das spüre ich immer mehr, tut nicht nur meinem Körper gut. Das seelische Wohlbefinden steigt gewaltig, wenn ich mich physisch in Ordnung fühle.

Außerdem haben wir es ausgesprochen lustig – womit wir aber scheinbar die Ausnahme sind. Denn die meisten (deutschen) Paare in unserer Umgebung absolvieren ihre Urlaubstage eher frustig als lustig. Die heute Angekommenen zum Beispiel streiten unentwegt, und jetzt sitzt die alte Dame weinend vor dem Wohnwagen.
Ich denke mir, wenn man sich nach 30 Ehejahren noch immer gegenseitig zum Weinen bringt, dann hat man sein Leben wirklich vertan. Armselig ist das, da helfen auch die teuersten Klamotten und der neueste Wohnwagen nichts.

Sonntag, 17. September, 9 Uhr

Heute Nacht hat es ein wildes Gewitter gegeben. An Schlafen war nicht zu denken, denn auf unser Dach ist es wie wild niedergeprasselt.
Zu spät habe ich daran gedacht, meine Turnschuhe hereinzuholen. Sie stehen üblicherweise unter dem Wohnwagen in einer Schachtel – und beim Blick aus dem Fenster konnte ich mich vor Lachen kaum halten: die Schachtel mit den Schuhen ist auf dem See, der sich in kürzester Zeit gebildet hat, herumgefahren – eine Arche Noah für Laufsportler. Gestrandet ist sie letztlich einige Plätze weiter auf einem kleinen Schotterhügel.
Die Schuhe hängen also heute an der Leine.

Am Abend treffen wir uns mit einem Arbeitskollegen und dessen Freundin, die im Vorjahr eine schwere Chemotherapie überstanden hat. Ich freue mich schon sehr darauf, mit ihr zu reden, denn erstens ist sie ein durchaus positiver Mensch, und zweitens sprechen wir jetzt schließlich eine gemeinsame Sprache, die nur Betroffene verstehen: die sogenannte „Chemosprache".

Montag, 18. September

„Müssen wir heuer nicht zum Schloss Miramare fahren?“
Da steht er vor mir und weiß die Antwort auf seine Frage ohnehin. Christian kennt mich genau und weiß, was mir der Garten von Miramare bedeutet. Dass der Grado-Urlaub erst perfekt und ich ganz glücklich bin, wenn ich zumindest einmal auf den Stufen zum kleinen kaiserlichen Privathafen sitzen kann.
Schwer zu erklären, was diese Atmosphäre in mir auslöst. Vielleicht spürt man die Vergangenheit, die unerfüllten Träume derer, die hier gelebt haben. Es kommt mir auch vor, als hätten sich ihre Seelen nie von diesem Zauberort gelöst. Und vorne im kleinen Erker an der Brüstung zu stehen und über das Meer zu schauen, mehr braucht es nicht, um für Augenblicke die Ewigkeit zu spüren.
Es war auch diesmal wieder so, vielleicht noch schöner als die Jahre zuvor.
Man darf nicht ungerecht sein: An Krebs zu erkranken, hat auch gute Seiten. Zum Beispiel, dass Empfindungen tiefer und Eindrücke stärker werden. Dass sich Konturen klarer abzeichnen und man bewusster und intensiver zu leben beginnt.
In den letzten Monaten bin ich mir viel näher gekommen. Vielleicht wäre das ohne die Krankheit, auf die ich wirklich verzichten hätte können, nie in dieser Form passiert.

20. September, 10 Uhr

Heute wird gepackt. Das Wetter ist unfreundlicher und schon herbstlich geworden, deshalb machen wir uns morgen auf die Heimreise. Ich war heute schon um 7 Uhr früh am Meer – weit und breit kein Mensch zu sehen. Da konnte ich nicht anders, ich habe mich ausgezogen und bin eine halbe Stunde geschwommen. Das ultimative Glücksgefühl. Der graue Himmel, das fast schwarze Wasser, ein paar Möwen, ich habe mich gefühlt wie ein Kind, das im Fruchtwasser von Mutter Erde schwimmt und taucht. Ein Urerlebnis, das mit nichts vergleichbar ist. Eins sein mit dem Universum – das klingt so geschwollen, aber ich weiß jetzt, was gemeint ist.

Ich habe gerade die Eltern angerufen und bin sehr froh, wenn ich ihnen sagen kann, dass es mir gut geht. Sie leiden viel mehr unter meiner Krankheit als ich selbst, und ich kann ihnen nicht helfen, auch wenn ich selber noch so optimistisch bin.
Aber wenn ich mir vorstelle, einer meiner Buben hätte Krebs, ich würde genauso reagieren. Ausflippen täte ich wahrscheinlich vor Angst und Fürsorge und jedem auf die Nerven gehen.
Deshalb habe ich auch Verständnis für ihre Ängste und Sorgen.

26. September, 22 Uhr

Heute ist es mir sehr schwer gefallen, mit der Chemotortur wieder zu beginnen. „Vielleicht gehe ich nicht hin“, habe ich zu Christian gesagt. Und er hat gleich gespürt, dass es nur zur Hälfte scherzhaft gemeint war.
„Untersteh dich.“
Naja, ich hab’s halt probiert. War schon so schön die Zeit ohne größere Übelkeit, das bisserl „flau im Magen“ hatte ich schon als Normalzustand akzeptiert.
Professor Samonigg hat das offenbar gespürt. „Ich hab schon gefürchtet, Sie haben uns vergessen ...“ Ja, der kennt seine Pappenheimer. Wahrscheinlich kommen den meisten Patientinnen die Ausstiegsgedanken. Brav habe ich mich unter Gift setzen lassen, und ordentlich schlecht geworden ist mir gleich wieder – das funktioniert wenigstens verlässlich.
Immerhin ist das jetzt der fünfte von sechs Blöcken, und das Ende meiner Schlechtigkeit ist abzusehen. (Natürlich nur der tablettenbedingten, haha.)

Thomas ist wieder auf dem Weg nach Finnland. Klar bin ich manchmal traurig, dass er so weit weg ist, andererseits finde ich es sehr gut, dass er seinen Weg ohne Kompromisse geht. Ich hätte mit 26 Jahren zu wenig Mut gehabt. Dafür habe ich jetzt genug – auch nicht schlecht.

2. Oktober

Spucken könnte ich wie ein Lama! Das ist jetzt das Neueste, dass sich so viel Speichel im Mund sammelt mit diesem grauslichen Chemogeschmack, dass ich ohne Spucktücher gar nicht aus dem Haus gehen kann.
Gestern habe ich sie vergessen und bei jeder Kreuzung die Autotür aufgemacht und hinausgespuckt. Die Autofahrer hinter mir werden sich ihren Teil gedacht haben, hoffentlich hat mich niemand erkannt. Aber was soll's? Was sein muss, muss sein. Und es gibt Situationen, da kann man auf Äußerlichkeiten leider keine Rücksicht mehr nehmen.

Ich gehe mit meiner Krankheit ja nicht hausieren, aber dass mein Krebs bald die Runde machen würde, war mir von Anfang an klar.
„Hast du dir schon einmal Gedanken gemacht, was der Grund für dein Leiden sein könnte?“ fragt mich eine Bekannte und hat nach einer Sekunde schon alle möglichen Erklärungen parat: „Weil du zuviel Stress hast, immer alles selbst erledigen willst und nicht delegieren kannst, weil du dich für alle zuständig fühlst und dem Klischee von der Powerfrau entsprechen willst. Da hat dein Körper nicht mehr mitgemacht.“
Na, Hauptsache, sie weiß Bescheid.
Ich möchte wirklich wissen, warum die Menschen immer und für alles eine Erklärung brauchen. Warum müssen wir für alles und jedes einen Schuldigen suchen? Wäre es nicht klüger,

Dinge, die mit uns geschehen, hinzunehmen und als Teil unseres Weges, unseres Reifungsprozesses zu akzeptieren? Was würde es ändern, wenn wir alles deuten und belegen könnten?
Mir ist es auch zu billig, die Krankheit prinzipiell als böse und die Gesundheit nur als gut zu klassifizieren. Und vor allem mag ich es nicht, wenn über meine Ärzte diskutiert wird – wer was zu spät erkannt haben könnte, ist beliebtes Familienthema.
Trotz regelmäßiger Untersuchungen war der Krebs in meiner Brust nicht zu diagnostizieren. Das ist eine Tatsache. Gut, dass ich die Geschwulst entfernen ließ, im Glauben, nur eine Zyste müsste herausgeschnitten werden. Gut, dass keine Lymphknoten befallen sind. Gut, dass mich meine Konstitution die Chemotherapie trotz allem gut verkraften lässt. Mehr ist dazu nicht zu sagen. Mein Zustand würde nicht besser, könnte ich jemandem die Schuld dafür zuweisen.
Ich meine, man sollte die Energie besser dafür nützen, die Gegenwart und Zukunft zu bewältigen, als in der Vergangenheit herumzustochern, auf der Suche nach vordergründigen Erklärungen.
Und was täten wir auch mit einem „Schuldigen“? Ich bin gegen die Todesstrafe.
Ich mache mir natürlich auch Gedanken zu diesem Thema, aber bei mir geht das Gott sei Dank in eine andere, positive Richtung.

3. Oktober

Ich bin gerade von der Infusion nachhause gekommen und sehe fern.

Das war wirklich witzig heute. Ich erzähle dem Professor, dass ich seit einiger Zeit so etwas wie „allergische Schübe“ bekomme, mir Hitze und Übelkeit gleichzeitig aufsteigen und der Schweiß ausbricht.

Er schaut mich sanft lächelnd an und meint nur: „Das ist nichts Ungewöhnliches, Sie sind im Wechsel.“ Na bravo, damit hatte ich nicht gerechnet. Obwohl die Regel schon seit einiger Zeit ausgeblieben ist. Wenn es nun schon einmal so ist, wäre es mir nicht unrecht, wenn es so bliebe. Die Chemotabletten haben das Klimakterium ausgelöst, was bedeutet, dass die Übelkeit in den folgenden Wochen von Hitzewallungen begleitet sein wird – da fehlt nur noch eine kleine Darminfektion, und ich bin rundherum ausgelastet.

Nein, wir wollen nicht den Teufel an die Wand malen.

Morgen Vormittag werde ich die Eröffnungsfeier der neuen Privatklinik moderieren. Nur die Harten kommen durch – sage ich mir. Und ich werde sicher „perückend“ aussehen.

6. Oktober, 16 Uhr

Gestern und heute habe ich am Vormittag moderiert, was ich mir besser erspart hätte. Nicht, dass ich die Sendungen geschmissen hätte – aber die Arbeit ermüdet mich so sehr, dass ich mich mittags hinlegen muss. Dennoch plädiere ich im Zweifelsfall fürs Arbeitengehen. Die Ablenkung ist ungeheuer wichtig, und das Gefordertsein lässt mich manchmal sogar die Übelkeit vergessen.
Meine Kollegen – vor allem auch die ganz Jungen – sind reizend, rücksichtsvoll und mitfühlend, das ist neben allen Unannehmlichkeiten eine sehr schöne Erfahrung.

Im Rückblick darf ich mit mir ja ganz zufrieden sein.
Bis auf ein paar kurze Einbrüche habe ich meine körperliche und seelische Balance nie wirklich verloren. Hoffentlich gelingt mir das auch in den nächsten Wochen.
Das Geheimnis heißt positives Denken und vor allem Disziplin. Jemand, der sich im „gesunden Leben" gehen lässt, kann mit den Widrigkeiten, die eine Chemotherapie mit sich bringt, sicher nur sehr schwer umgehen. Andererseits muss man lernen, die Bedürfnisse und Mängel des Körpers zu akzeptieren, den Tagesablauf den Gesetzen der Krankheit unterzuordnen, ohne Groll, wenn möglich.
Das muss ich allerdings noch üben.

8. Oktober, 23 Uhr

„Reif werden zum Tode" heißt das Buch von Elisabeth Kübler-Ross, das ich mir vor etwa 20 Jahren gekauft und jetzt wieder gelesen habe. Sie sagt, dass man für den Tod nur reif werden kann, wenn man im Leben Gelassenheit findet. Sich selber mit allen Stärken und Schwächen liebt und das Schicksal nicht besiegen will, sondern annimmt. Klingt so einfach und ist so schwer.
Aber das Buch, das mich in diesem Sommer am meisten berührt hat, ist von Connie Palmen und heißt „I.M.".
Liebe über den Tod hinaus. Wie sie sich in der Aufbahrungshalle auf ihren Geliebten legt, um ihn noch ein letztes Mal zu wärmen, das habe ich wohl 50-mal gelesen, und schon beim Gedanken daran kommen mir die Tränen.

Zurück zu meinen – im Moment nicht sehr romantischen – Lebensäußerungen, die da sind: spucken, schwitzen, umziehen, und dasselbe wieder von vorn.
Mühsam ist es zur Zeit schon, und auf Grund der Übelkeitsanfälle vergeht mir auch die Freude am Essen. Wer mich kennt, weiß, dass dann die Hetz wirklich vorbei ist, denn wie heißt es so schön: „Essen ist die Erotik des Alters."
Und ich bin als ausgewiesene „Klimakterierin" jetzt direkt betroffen.

9. Oktober

Heute war ein guter Tag, obwohl mir ziemlich übel war. Meiner Sonntagsgewohnheit entsprechend bin ich schon um 7 Uhr früh zu einem ausgiebigen Marsch aufgebrochen. Nach einer Nacht voller Hitzewallungen war ich geradezu süchtig nach frischer Luft. Ich habe die Kühle am Morgen so richtig genossen. Während ich gehe oder laufe, bin ich fast völlig beschwerdefrei.

Am Nachmittag habe ich meine Tagebucheintragungen durchgesehen. Vielleicht könnte daraus doch ein Buch werden. Eines zum Mut machen und eines, das zeigt, dass Krebs keine Katastrophe sein muss und eine Chemotherapie zwar scheußlich, aber nicht das Ende des Abendlandes ist. Eigentlich müsste ich von meinem Optimismus und meiner Energie etwas weitergeben. Ich werde es auf jeden Fall versuchen.

Mein Verstand sagt mir, dass es jetzt Zeit für die Tabletten ist, mein Magen zieht sich in vorauseilendem Gehorsam schon zusammen, pfui Teufel!

10. Oktober

Habe gerade erfahren, dass Schwester Leontine vergangene Woche gestorben ist. Man konnte sie in den letzten Tagen nicht mehr besuchen, sie ist aus ihrem Dämmerzustand nicht mehr aufgewacht.
Aus diesem Anlass haben wir wieder einmal diskutiert, was denn ein „schöner Tod“ sei. Vom Schlag getroffen werden, umfallen und tot sein oder noch besser, in der Früh nicht mehr aufwachen – da sind sich die meisten einig, das wäre der schönste Tod. Für mich wäre das der schlechteste. Nicht vorbereitet zu sein, nichts mehr regeln, ins Reine bringen zu können – das ist für mich undenkbar.
Ich würde es gerne bewusst erleben, zu sterben. Wenn möglich mit allen Sinnen. Ich möchte kämpfen um mein Leben, aber schließlich auch bewusst loslassen und die letzte Reise so antreten, wie ich gelebt habe: mit Sicherheit, Mut und nicht ohne Hoffnung.
Erlöst werden vom Leben und den damit verbundenen Leiden hat doch auch sein Gutes – wer möchte schon ewig auf Erden bleiben, wo es doch vielleicht wirklich einen Himmel gibt?
Aber umfallen und tot sein – nein, das wünsche ich mir wirklich nicht.

12. Oktober

Heute ist mein Jakob zwanzig Jahre alt.
An einem Sonntag ist er geboren, und so sonnig, wie er ist, scheint mir das eigentlich ganz logisch.
Ich hatte mit meinen Kindern immer viel Freude, aber jetzt bin ich absolut glücklich mit ihnen. Wir leben in einer sehr guten Beziehung, ich würde sagen, in „distanzierter Innigkeit" miteinander – jeder akzeptiert den anderen als eigenständige Persönlichkeit, weiß aber gleichzeitig, dass er immer auf die Familie zählen kann.
Wenn ich an die letzten zwanzig Jahre zurückdenke, dann war es wohl in erster Linie die Fröhlichkeit, die unser Familienleben immer begleitet und bereichert hat. Ich bin davon überzeugt, Freude und Spaß miteinander zu haben, ist tausendmal mehr wert als sämtliche Erziehungsregeln.
Wie man sieht, funktioniert das auch als Krebstherapie vorzüglich. Es gibt nichts Unterhaltsameres als Jakob, der meine Perücke aufsetzt, oder mich, wenn ich meinen Busen verlegt habe und zur Arbeit muss. Mit diesem Programm sind wir konkurrenzlos. Damit könnten wir die „Goldene Rose von Montreux" gewinnen.

20. Oktober, 16 Uhr

Jetzt bin ich ein bisschen stolz.
Mein Tagebuch wird unter dem Titel „Brust heraus“ tatsächlich verlegt. Meine Lektorin, die ich als kluge, warmherzige Frau kennen gelernt habe, versteht mich und mein Anliegen, und es fällt mir nicht schwer, ihr meine Ausführungen anzuvertrauen.

Ein Tagebuch zu veröffentlichen, hat nur dann Sinn, wenn man bereit ist, etwas von sich preiszugeben. Bei aller Authentizität: die Intimität soll doch gewahrt werden. So gut es geht, jedenfalls.
Noch etwas gibt mir jetzt zu denken: Ich habe alles so niedergeschrieben, wie ich es in der jeweiligen Situation empfunden habe, werde ich da nicht viele Betroffene verstören und irritieren? Jene nämlich, die von ihrer Krankheit aus der Bahn geworfen wurden und die mit ihren Ängsten und Sorgen nicht so gut umgehen können wie ich. Ich habe in den letzten Monaten wohl mitbekommen, dass kaum jemand so viel Kaltschnäuzigkeit im Umgang mit Krebs an den Tag legt wie ich.
„Du bist ein Kampfpanzer“, hat Christian vor kurzem gesagt (ich hatte mir ziemlich ungerührt eine Fernsehsendung über eine an Brustkrebs erkrankte Frau angesehen).
Ich weiß, dass ihn meine Haltung einerseits beruhigt, andererseits aber doch irritiert. „Wer so hart und unsentimental mit sich selbst umgeht, kann mit der Wehleidigkeit seiner Mitmenschen

nichts anfangen." Stimmt ein bisschen. Aber nur, wenn wir wirklich von wehleidig reden. Worunter ich „kleines Leiden mit großem Theater rundherum" verstehe.
Andererseits habe ich tiefes Verständnis für Frauen, die nach der Diagnose „Krebs" zusammenbrechen, nicht mehr weiterwissen und sich aufgeben. Doch ich glaube, dass das vor allem dann passiert, wenn das familiäre Umfeld nicht stimmt und der Krebs wie ein Katalysator alles Verschüttete und Verdrängte mit einem Schlag an die Oberfläche befördert.
Ich kann mich erinnern, wie mir die Klinische Psychologin, Frau Andritsch, erzählt hat, wie erschütternd es ist, zu sehen, dass manche Menschen eine Krebserkrankung brauchen, um den Wert des Lebens richtig zu erkennen.

Aber was soll's, ich kann ohnehin nur so schreiben, wie ich bin, alles andere wäre lächerlich.

23. Oktober, 21 Uhr

Sauer bin ich, stinksauer. Viel zu wenig Leukozythen, also wieder keine Infusion. Wir müssen um eine Woche verschieben. Natürlich kommt es jetzt nicht mehr auf ein paar Tage an, aber ich habe mich so gut gefühlt und war mir so sicher, dass es heute klappen würde.
Das heißt aber andererseits, dass ich jetzt ein paar „gute" Tage gewonnen habe. Ich fühle mich ja ganz wohl und werde diese Woche genießen, so gut es geht.
„Wenn du nicht kriegst, was du möchtest, musst du mögen, was du kriegst." Dieser Spruch muss von einem Chemogeschädigten stammen.
Thomas hat mich gerade angerufen. „... die kleinen Ungustln in deinem Körper machen jetzt nur eine letzte Protestaktion, weil sie nicht verkraften können, dass sie verspielt haben und du dich nicht vor ihnen gefürchtet hast." Er hat Recht, so sehe ich es auch.

Vati ist in Steyr im Krankenhaus zur Knieoperation. Durch meinen Chemoaufschub kann ich ihn jetzt wenigstens ohne Bedenken besuchen. Während der Therapie bin ich bei längeren Autofahrten eher vorsichtig. Die Übelkeitsschübe können nämlich ganz schön heftig werden, und dann beginnt wieder die leidige Spuckerei.
Außerdem werden wir in den nächsten Tagen nach Eisenerz fahren. Unsere Großmami hat Geburtstag, sie wird 94.

Wenn ich die nächsten zehn Jahre überlebe, sehe ich gute Chancen, auch so alt zu werden. Und dann kauf ich mir ein kleines Haus an einem See, stopfe es mit Büchern und Musik voll und schreibe für meine Enkel und Urenkel schöne Kinderbücher. So wie die Astrid Lindgren, das wäre mein Traum.
Und weil man beim Träumeverwirklichen klein anfangen muss, werde ich zunächst einmal meinen Leukozythen die Sporen geben und sie für die nächste Woche fit machen – „gifttauglich“ sozusagen.

Samstag, 28. Oktober

Was sehen meine Augen? Die Haare wachsen wieder. Na ja, im Musical „Hair“ könnte ich noch nicht auftreten, aber der Flaum wird deutlich dichter. Ich bin ganz zuversichtlich, bis Weihnachten schon so weit zu sein, dass ich meinen „Originalkopf“ herzeigen kann.
Es gibt nichts zu sagen, die Perücke passt wirklich sehr gut, und ich empfinde sie nicht als Fremdkörper, dennoch ist mir mein kleiner blonder Kopf tausendmal lieber. Ich habe einfach das Gefühl, dass ich das jetzt bin – meine frühere Frisur ist die Vergangenheit. Wenn sich innerlich einiges verändert, darf man es äußerlich auch sehen, denke ich.

1. November

Ich bin gerade vom Frühdienst nachhause gekommen. Wir haben ein schönes Allerheiligenprogramm gespielt, und die Hörer waren begeistert (wahrscheinlich bin ich zur Zeit auch die passendste Moderatorin für „Vergänglichkeitssendungen“, authentischer geht es nicht).
Dass mir ziemlich übel ist, empfinde ich im Moment als Vorteil. Es ist darauf zurückzuführen, dass der letzte Chemoblock am Dienstag beginnen konnte. Das Blut war wieder in Ordnung, und der Professor ist mit mir ohnehin sehr zufrieden, was will man mehr?
Hätte mir vor einem Jahr jemand gesagt, dass ich mich eines Tages darüber freuen würde, dass mir schlecht ist, ich hätte ihm den Vogel gezeigt. Das Leben hat eben immer wieder Überraschungen parat.
Und die banalen Worte „alles ist relativ“ kommen mir längst nicht mehr so ganz banal vor.

7. November

Die vergangene Chemowoche war ganz erträglich. Ich habe mich wohl auch im Lauf der letzten Monate an die Übelkeit gewöhnt, und sie macht mir tatsächlich manchmal weniger zu schaffen als die Müdigkeit.

Gestern habe ich meine letzte Infusion bekommen, aber das war auch schon das einzig Gute. Mir war den ganzen Tag über schon sehr schlecht, alle Gerüche empfand ich als ekelerregend, und jede Bewegung machte mir ziemliche Mühe.
Aber der wirkliche Hammer kam nach der Infusion: mir war so übel, dass ich auf dem Weg zu meinem Auto geheult habe – und dann noch ein Strafzettel an der Windschutzscheibe! Weil ich bei meinem „Infusionsvergnügen“ diesmal länger gebraucht habe als sonst. Danke, lieber Himmelvater, nicht alles Glück auf einmal.
Um 18 Uhr bin ich ins Bett gefallen wie ein Stein und heute mit viel Mühe um 8 Uhr aufgestanden. Dazwischen war ich zwanzigmal am Klo – auch mein Darm dreht durch, habe mich wegen der Schwitzerei dreimal umgezogen und eine Großpackung Taschentücher vollgespuckt. Mit einem Wort – das Programm von heute Nacht reicht bei einem Normalverbraucher für mindestens fünf Jahre.
Obwohl es auch heute noch nicht viel besser ist, trage ich es mit Fassung. Mehr als Herumliegen ist ohnehin nicht drin. Ich höre Mozart und Vivaldi und pfeife auf alles, was getan werden müsste. Dauert nicht mehr lange, also Augen zu und durch.

8. November, 20 Uhr

Seit drei Stunden wird in der Oper Wagner gespielt. Ich hatte mich schon so auf die „Götterdämmerung" gefreut, aber ich weiß, dass ich sie nicht durchgestanden, oder besser gesagt -gesessen hätte.
Nur sehr langsam erfange ich mich von meinem Zusammenbruch. Man muss es wirklich so nennen, denn während der ganzen Therapiezeit hat es mich nie so niedergeworfen wie diesmal. Ich habe heute überlegt, ob ich noch einmal eine Chemotherapie machen würde, wenn sich herausstellte, dass der Krebs doch nicht besiegt ist. Ich weiß nicht, ob ich es mir antäte. Andererseits ist es vielleicht wie beim Kinderkriegen: Gleich nach der Geburt sagt man: „Nie wieder", und dann vergisst man die Schmerzen, weil unser Gehirn in dieser Beziehung gnädig ist und die Schmerzspeicher offenbar früher löscht als andere.
Sagen wir so: Entscheidend wäre die Prognose. Mein Professor würde mir die Wahrheit sagen, da bin ich sicher. Und wäre die Krankheit schon fortgeschritten, würde ich die mir verbleibende Zeit genießen und ganz sicher nicht mit Übelkeit verbringen.
Wenn ich bedenke, dass Leontine fast zwei Jahre lang eine Chemo nach der anderen bekommen hat und dennoch gestorben ist – da hätte ich lieber weniger Zeit und mehr Lebensqualität.

Irgendwann, glaube ich, muss man aber auch erkennen, dass jedem von uns nur eine begrenzte Anzahl von Jahren zur Verfügung steht. Mit dieser Erkenntnis tun sich aber nicht nur die Patienten schwer, sondern auch die Ärzte. Für viele bedeutet der Tod eines Patienten noch immer eine Art „persönliches Versagen“. Das ist wohl der Grund, weshalb so viele Krebspatienten regelrecht „zu Tode“ therapiert werden.

Da bleibt einem nur, selber die Verantwortung zu übernehmen, so schwer das auch sein mag. Gerade eine derart schicksalhafte Entscheidung dürfte nicht von anderen abhängen, auch nicht von der Meinung anderer Familienmitglieder. Erleiden muss man letztlich alles allein. Also sollte man auch allein und frei entscheiden, welchen Weg man gehen will.

Ich finde es sehr wichtig, mir darüber Gedanken zu machen, stelle aber fest, dass man nur mit wenigen Menschen darüber reden kann. „Du musst darüber nicht nachdenken, du wirst ja wieder ganz gesund“, höre ich meistens. Mir ist schon klar, dass das aus Angst vor einer möglichen Wahrheit gesagt wird – mich ärgert es aber. Und ich werde dann wirklich grantig.

Sonntag, 12. November, 19 Uhr

Heute war ein richtiger Katastrophentag. Nicht für mich, sondern in Kaprun.

Nach dem gestrigen Seilbahnunglück wurde das Ausmaß erst heute so richtig bekannt.

Staatstrauer, Sonderprogramm im Radio, ich habe sieben Stunden moderiert und war nicht einmal besonders erschöpft.

Aber jetzt war gerade ein ganz schöner, beglückender Moment für mich: Ich habe meine Chemotabletten zum letzten Mal geschluckt. Eigentlich hätte ich sie ja noch bis einschließlich Dienstag einnehmen müssen. Aber die restlichen zwei Tage habe ich mir geschenkt. Offiziell und höchstpersönlich – als Geschenk für ein gutes halbes Jahr Tapferkeit vor dem Krebsfeind und Disziplin im Dienste der Gesundheit.

Jetzt höre ich gerade die Jupitersymphonie, für mich das Schönste und Erhebendste, das Mozart uns geschenkt hat. Ich habe sie übrigens auch während der Sonnenfinsternis gehört, als es dunkel und unheimlich kühl wurde. Das war ein großartiges Erlebnis.

Morgen wird die Sonne für mich anders aufgehen. Eine anstrengende Zeit geht zu Ende. In aller Bescheidenheit – ich habe sie mit Anstand über die Runden gebracht, und darüber bin ich sehr froh.

15. November, 20 Uhr

Müde, müde, müde. Das wird wohl noch geraume Zeit dauern, bis meine Kondition es zulässt, dass ich meine übliche Laufstrecke wieder bewältigen kann. Ich bin jetzt gerade die kleine Runde gegangen, fühle mich aber wie nach einem Marathon.
Macht nix, ich kann ja gleich ins Bett gehen, schlafen ist immer noch die beste Therapie, das haben mich die letzten Monate gelehrt.

Kommenden Samstag moderiere ich nach längerer Zeit wieder ein Sänger- und Musikantentreffen. Ich freue mich schon sehr darauf. Es ist wieder ein Schritt zurück in das „normale" Leben. Mit flotter Musik, Fröhlichkeit und gemütlichem Zusammensitzen.
Jetzt merke ich erst, dass mir das doch sehr gefehlt hat. Dennoch war meine Entscheidung richtig, in den letzten Monaten keine zusätzlichen Verpflichtungen einzugehen. Man darf sich während einer Chemotherapie zu nichts zwingen. Muss sich von allem freispielen, was für die Gesundheit zu belastend wäre und zu viel Energie fordern würde, andererseits war ich heilfroh, durch meine Arbeit gefordert und damit abgelenkt zu sein. Ich glaube, das habe ich alles in allem ganz gut gemacht und das richtige Maß gefunden.

Donnerstag, 23. November, 17 Uhr

Es geht mir gut. Die Übelkeit ist nur mehr nach den Mahlzeiten spürbar, und meine Energie kommt langsam wieder zurück. Laut Professor Samonigg muss ich erst in drei Monaten wieder zur Untersuchung (wenn ich mich bis dahin gut und gesund fühle).

Heute habe ich in der Kinderchirurgie Geschichten vorgelesen. Es waren auch einige Krebskinder darunter, die meisten von ihnen recht fröhlich, zwei aber in sehr schlechtem Zustand. Zuerst waren sie eher reserviert und kritisch, dann habe ich mein Tuch abgenommen, ihnen meinen Kopf gezeigt und erzählt, dass auch ich sehr krank war. Und sie sollten sich nur anschauen, wie bei mir die Haare schon wieder nachwachsen. So werde es auch bei ihnen bald wieder sein. Das war natürlich ein Hit, und ich wurde unverzüglich als Insider akzeptiert, genauestens über meine Krankheit ausgefragt. Danach wurde es für uns alle noch eine recht vergnügliche Stunde.
So etwas mache ich sehr gern. Ich kann gut mit Menschen umgehen, weil ich mich gern auf sie einlasse. Das gilt für Kinder ganz besonders. Sie sind so entwaffnend mit ihrer Offenheit und Ehrlichkeit, da könnten wir alle etwas lernen.

Freitag, 1. Dezember, 16 Uhr

Advent, Advent. Ich liebe diese Wochen, und heuer freue ich mich besonders darauf. Denn das habe ich schon im Mai gewusst: Der Dezember wird wieder eine gute Zeit.

Essen ohne anschließende Übelkeit, das kommt jetzt wieder öfter vor und erscheint mir wie ein ungeheurer Luxus. Ich bin in den letzten Tagen richtig genusssüchtig geworden, habe ungeheure Lust auf Süßes und möchte am liebsten den ganzen Tag essen. Ich stehe sogar manchmal in der Nacht auf, hole mir Schokolade oder Kekse, trinke ein Glas Wein und fühle mich so glücklich, als hätte ich im Lotto gewonnen.

Es ist schwer zu erklären, aber manchmal genügt es mir einfach, dazusitzen und mich wohl zu fühlen. Dann spüre ich meinen Körper, merke, dass er sich langsam erholt und beginnt, das Gift abzubauen. Ich laufe auch wieder ganz flott, und ab und zu bin ich fast euphorisch, wenn ich spüre, dass die Kondition wiederkehrt.

„Jetzt hast du es geschafft", sagen meine Lieben. „Jetzt habe ich dieses Kapitel geschafft", sage ich.

7. Dezember

Jetzt ist es so weit: Ich habe mich entschlossen, ohne Tücher und Perücke zur Arbeit zu gehen. Mein Kopf ist den Menschen zumutbar, finde ich.
Was soll ich sagen – meine Kollegen sind zum Großteil angetan von meiner neuen Frisur und finden auch die Blondierung gut. „Cool“ ist das am häufigsten gebrauchte Wort.
„Du schaust aus wie die Schlagzeugerin einer Girlie-Band“, sagt mein Kollege Werner, und das ist durchaus als Kompliment gemeint. Am meisten verwundert sind alle (ich auch), dass ich durch die kurzen Haare ein völlig anderer Typ geworden bin.
Männlicher, sportlicher, sicher auch härter – aber das ist eben auch ein Spiegelbild meines Inneren, warum sollte ich es vertuschen oder beschönigen?
Wie leicht urteilt man doch über Äußerlichkeiten, ohne mehr über den Betroffenen zu wissen, ohne Hintergründe und Ursachen für Veränderungen zu kennen – das denke ich mir jetzt sehr oft. Ich bin da keine Ausnahme. Aber ich werde in Zukunft auf Grund meiner Erfahrungen vorsichtiger und zurückhaltender sein, was vorschnelle Beurteilungen betrifft.

9. Dezember, 20 Uhr

Die Adventveranstaltungen im Opernhaus sind vorbei und waren wieder ein schöner Erfolg. Auch für uns als Mitwirkende sind das jedes Jahr schöne und fröhliche Stunden. Ich habe mich alles in allem sehr gut gefühlt.

Bei öffentlichen Auftritten verwende ich immer noch meine Perücke, obwohl ich sie nicht mehr sehr mag. Lang werde ich das allerdings nicht mehr aushalten.
Ich war mir schon darüber im Klaren, dass sich die Leute über meine neue Frisur aufregen werden, wenn sie mich so im Fernsehen sehen. Es ist eine Tatsache, dass viele glauben, mit der bezahlten Rundfunkgebühr haben sie sich auch den Moderator gekauft und können bestimmen, wie der auszusehen hat – von den Haaren bis zur Bekleidung.
Die kleinste äußerliche Veränderung veranlasst manche Zuschauer zu Kommentaren und Briefen, die man sich als zivilisierter Mensch gar nicht vorstellen kann. Eine sachliche Kritik wäre ja durchaus zu akzeptieren, aber was man da zu hören bekommt, hat oft nur mehr mit persönlichen Beleidigungen und Erniedrigung zu tun. Gut, dass ich schon so eine dicke Haut habe und mir diese Gemeinheiten nicht mehr weh tun. Am Anfang war das nicht so.
Ich frage mich, warum kommt niemand bei Lehrern, Ärzten oder Verkäufern auf die Idee, ihnen ihr Äußeres vorzuschreiben? Aber das ist eine andere Geschichte.

18. Dezember, 17 Uhr

Den Christbaum hat das Christkindl gerade besorgt. Die Geschenke sind eingekauft, und am 22. kommen Thomas und seine Jonna mit dem Flieger aus Turku. Dann ist wirklich Weihnachten für mich.
Es bedeutet mir schon sehr viel, dass alle daheim sind. Bei mir daheim meine ich, denn schließlich hat das junge Glück ja ein eigenes Zuhause im hohen Norden.

Heute Nacht habe ich geträumt, dass ich zu Weihnachten einen Koffer voller Tabletten bekommen habe. Vor lauter Wut habe ich alles aus dem Fenster geworfen. Toller Traum! Denn in Wirklichkeit würde ich das jetzt genauso machen. Meine restlichen Chemotabletten habe ich gestern weggeworfen, denn so oft ich die Schachtel gesehen habe, hat es mir den Magen umgedreht. Immer noch!

Ausklang – 22. Dezember, 23 Uhr

„Wir haben Fotos mitgebracht."
Tom und Jonna sehen uns erwartungsvoll an und legen die Bilder auf den Tisch. Es sind Ultraschallbilder. Was es wird, ist noch nicht zu sehen, aber dass es mein Enkelkind wird, steht fest.
Jetzt, nach Umarmungen, Glückstränen und Freudentänzen, bin ich müde, dankbar und glücklich.
Ende Juni wird irgendwo in Finnland ein Baby zur Welt kommen, mit dem alles wieder neu beginnt – die Liebe, die Freude, die Hoffnung. Es wird glückliche Eltern haben und eine zauberhafte Großmutter, die ihm steirische Volkslieder vorsingen und fantastische Kinderbücher schreiben wird.

Nach dem, was ich bisher geschafft habe, werde ich ja wohl Finnisch auch noch erlernen.